まえがき

　現在のわれわれの健康管理は定期的な健康診断と，体に不調を自覚した際の病院，診療所での診察に頼っているのが現状である．体重/体脂肪計，歩数計，家庭用血圧計はずいぶん普及したが，日常生活におけるさまざまな体調の変化を定量的にモニタするまでには至っていない．特にわが国を筆頭に，世界の先進国では社会の高齢化が急速に進展しており，いかに高齢者の健康寿命を延伸するかが，国の大きな課題となっている．日常生活における体調の連続的かつ長期にわたる計測技術の開発と，複数かつ長期にわたる健康データの中から異常の徴候を未然発見する技術の開発は，今後も生体医工学分野の大きな課題の1つである．

　一方，われわれの暮らす社会は情報化，高度化が長足の勢いで進んでおり，これまでのようなヒトと機械の関係ではすまない事態も出現しつつある．ロボットが高齢者の介護をする未来像がよく語られるが，家庭内にロボットが入り込む状況と工場内でロボットが働く状況とは本質的に異なる．工場におけるロボットのユーザであるヒトは，ロボットの仕様，動作，危険性を熟知したインテリジェンスの高いプロであり，しかもロボットの周りには安全柵が設けられている．そのため，ロボットはヒトにかまうことなく，プログラムに従って動作を続けることができる．一方，家庭内のロボットのユーザは，ロボットに関してアマチュアであり，かつ心身ともに弱者である場合がほとんどである．このような状況において，ユーザの安全，快適性を保証しつつ，ロボットがタスクを実行できるためには，ロボットにユーザの快/不快の検知，ユーザの行動意思の計測など，ロボットにヒトを思いやる機能を装備させる必要がある．ロボットが家庭に入るためにはヒトと機械の関係に大きなパラダイムシフトが必要である．

　以上の2つの例以外にも，日常ヒト計測の必要な場面は数多く想定でき，多

くの企業で，このヒト計測技術を自社の製品に取り込もうとしている，あるいは健康計測分野に進出しようとしている．本書はそのような日常生活のさまざまな場面での生体計測を実現したいと思っている大学生，大学院生，企業の研究者の入門書として著したものである．

　1章では，日常生活における各種生体信号の計測の目的，方法，留意点について解説した．2章では，電撃事故について，そのメカニズムと防止対策について解説した．3章では，抵抗，コンデンサ，コイルを中心に，生体計測に不可欠な電子回路の基礎技術について解説した．4章では，OPアンプを中心に，生体計測に必要な電子回路技術について解説した．5章では，日常生活における生体計測を中心に，生体信号発生のメカニズム，生体センサの計測原理について説明した．6章では，日常生活のさまざまな場面での生体計測を可能とするための携帯型ディジタル計測システムの設計方法について解説した．7章では，日常生活における生体計測の4つの事例を紹介した．8章では，本書のまとめとして，近未来の生体計測を解説した．

　本書が，この分野の研究の一助になればと願っている．なお，電子回路の記号については，1996年の国際電気標準会議IEC（International Electrotechnical Commission）の結果を受けて，1997年に制定された日本工業規格の電気用図記号JIS C 0617に基本的に従うこととしたが，機能を想像しにくい記号，いまだにより広く普及している記号なども多数あり，一部，旧記号を使用した部分もある．付録A.1に対応表を示すので，適宜，参照されたい．

　2010年8月

著　　者

目　　次

1.　は　じ　め　に

1.1　日常計測の目的 …………………………………………………… *1*
1.2　日常計測システムの概要 ………………………………………… *3*
1.3　生体計測方法の分類 ……………………………………………… *5*
1.4　生体センサの分類 ………………………………………………… *6*
　章　末　問　題 ……………………………………………………… *8*

2.　生体の電気の安全

2.1　エネルギーに対する人体反応と極限値 ………………………… *10*
2.2　電気ショック事故のメカニズム ………………………………… *12*
2.3　電気に対する安全確保の方法 …………………………………… *16*
2.4　計測機器の安全と設備の安全 …………………………………… *18*
　章　末　問　題 ……………………………………………………… *21*

3.　基礎電子回路

3.1　抵　　　　抗 ……………………………………………………… *23*
　3.1.1　オームの法則とキルヒホッフの電流/電圧則 ……………… *23*
　3.1.2　重ね合わせの理と鳳–テブナンの法則 ……………………… *31*
　3.1.3　ブリッジ回路とひずみゲージ ……………………………… *36*

  3.1.4　抵抗の交流応答……………………………………… 38
3.2　コンデンサ………………………………………………………… 39
3.3　コ　イ　ル………………………………………………………… 44
3.4　複素インピーダンス……………………………………………… 48
　章　末　問　題……………………………………………………… 58

4.　生体計測のための電子回路

4.1　OPアンプとは……………………………………………………… 59
4.2　差　動　増　幅　器……………………………………………… 69
4.3　フィルタ回路……………………………………………………… 74
4.4　生体計測でよく使うその他の回路……………………………… 80
　章　末　問　題……………………………………………………… 84

5.　生体電極と生体センサ

5.1　生体電気信号の計測……………………………………………… 86
  5.1.1　心電図発生のメカニズムと心電図計測法……………… 87
  5.1.2　筋電図の発生メカニズムと筋電図計測………………… 94
  5.1.3　脳波の発生と脳計測……………………………………… 97
  5.1.4　眼電位の発生と眼電位計測……………………………… 100
  5.1.5　胃電図の発生と胃電図計測……………………………… 101
  5.1.6　電気インピーダンスの計測……………………………… 104
5.2　電　　　　　極…………………………………………………… 107
  5.2.1　皮膚表面電極……………………………………………… 108
  5.2.2　静電容量結合型電極とドライ電極……………………… 109
5.3　雑音の発生と対策………………………………………………… 112

5.4 生理計測センサ ……………………………………………… 118
　5.4.1 血圧の計測 …………………………………………… 119
　5.4.2 容積脈波，酸素飽和度，血流の計測 ……………… 123
　5.4.3 呼吸計測 ……………………………………………… 127
　5.4.4 体温計測 ……………………………………………… 129
5.5 日常歩行計測を例とした運動センサ ………………………… 131
　5.5.1 慣性センサ …………………………………………… 133
　5.5.2 関節運動の計測 ……………………………………… 137
　5.5.3 外力の計測 …………………………………………… 140
　5.5.4 活動量の計測 ………………………………………… 141
章末問題 ………………………………………………………… 143

6. 日常生活モニタシステム

6.1 ワンチップマイコンを使った日常生活モニタ装置 ………… 144
6.2 アナログ回路との結合 ………………………………………… 148
　6.2.1 グラウンドの取り方 ………………………………… 148
　6.2.2 A/D変換と接続方法 ………………………………… 149
6.3 どこまでアナログ回路による前処理を行うか ……………… 154
　6.3.1 シグナルコンディショニングと較正 ……………… 154
　6.3.2 PCとの連携 ………………………………………… 158
6.4 近距離ディジタル通信とBSN ………………………………… 161
　6.4.1 近距離ディジタル通信 ……………………………… 161
　6.4.2 BSN …………………………………………………… 163
6.5 電池と長時間計測 ……………………………………………… 165
章末問題 ………………………………………………………… 167

7. 日常生活計測

7.1 睡眠計測 ·· *168*
   7.1.1 PSG 計測 ·· *169*
   7.1.2 PSG 計測による快適寝具の評価 ····························· *172*
   7.1.3 簡易な睡眠計測手法 ·· *174*
   7.1.4 呼吸計測による睡眠状態の推定 ····························· *175*
7.2 焦電型センサ,ドアスイッチなどを組み合わせた日常生活
    モニタリングシステム ··· *178*
7.3 筋電図を用いた日常生活における下肢筋活動量の
    評価身体活動計測 ·· *181*
7.4 身体活動計測 ··· *185*
   7.4.1 ジョギング支援システムへの応用 ··························· *186*
   7.4.2 加速度データを用いた歩行中の体重心軌跡の算出方法 ······· *190*
章末問題 ·· *192*

8. お わ り に

付　　　　録 ·· *196*
   A.1 JIS C 0617 電気用図記号（1997） ····························· *196*
   A.2 医用機器,設備の表示記号 ······································ *198*
引用・参考文献 ·· *199*
章末問題解答 ··· *201*
索　　　　引 ·· *221*

1 はじめに

　本章では，日常生活における各種生体信号の計測の目的，方法，留意点について説明する。生体の内部で起こっている種々の現象の計測は，非常に複雑であり，物理学，化学などで行われる計測とはずいぶん様子が異なる。**生体計測**の難しさに留意しながら本章を読み進めて欲しい。なお，以後，頻繁に使用するので，「日常生活におけるヒトの各種生体信号の計測」を**日常計測**と短く称することとする。

1.1 日常計測の目的

　まず，日常計測が求められる生活場面について考えよう。**表 1.1** に日常計測の対象となっている，あるいは期待されている項目を示す。

表 1.1　日常計測の対象となっている項目

1) 診断のための日常データの提供
2) 異常徴候の未然発見のための健康監視
3) 事故の未然防止のための発作監視
4) 持続治療のためのセンシング
5) より日常的で，自然な状態での診断データの提供
6) 新しいマン–マシンインタフェース
7) ヒトの快/不快の定量評価

　表 1.1 の項目 1) は診断のための日常生活における生体信号の提供であり，その典型として**ホルター心電計**（Holter monitor）[†]が挙げられる。不整脈はいつ

[†] 1961 年に Norman J. Holter によって開発された携帯型長時間心電図記録計である。不整脈，虚血性心疾患の診断に用いられる。

起こるかわからないため，数日間，日常生活における心電図を連続して記録し，長期の心電図データの中から，心機能の異常を発見する。

2) は，日常計測研究の目的としてよく掲げられるもので，数年，数十年にわたる生体信号を記録しておけば，異常徴候が見いだしやすくなる，というものである。ただ，日常計測技術が未熟なこともあり，この異常徴候の未然発見が可能かどうか，ユーザの自覚症状の出現以前に異常徴候が発見できるのかどうかは今後の研究に任されている。

3) は，事故の未然防止のための発作監視に日常計測を使用する場合である。例えば，運転中の交通事故の一定数は突然の心不全による意識喪失であるともいわれる。循環器系の疾患は突然起こる場合が多い。その予兆が検知できれば，自動車を自動停止させるなどの事故回避が可能であろう。

4) は，患者の持続的な治療のためのセンシングが挙げられる。慢性疾患の場合，定期的な来院時の診断に頼っているのが現状であり，患者の日常病態の変化をつねにモニタできれば，より的確な治療が可能になる[1][†1]。

5) は，病院での診断力を向上させるために，日常計測を用いたいとの要求である。医師は，患者の定期的な来院時の診断情報，検査情報しか利用できないのが現状であり，情報学的には時間的に不連続なデータから生体システムの内部状態を推定することに等しい。初めて診る患者より，子供のときからずっと見守ってきた患者に対してのほうが，より正確な診断ができることはよく知られた事実である。時間的に連続したデータのほうが，診断がより正確になることは当然であろう。

6) は新しいヒトと機械のインタフェースとして日常計測技術を使用する場合である。日常計測技術を四肢麻痺患者の環境制御[†2]のコントローラとして使用しようとする研究は古い。また，すでに脳波でコントロールするゲームが市販されている。この例に限らず，日常計測技術は，よりよいヒトと機械のインタ

[†1] 肩付数字は巻末の引用・参考文献番号を示す。
[†2] 正確には生活環境制御である。TV の on/off，カーテンの開閉，照明の調整など，寝たきりの患者の生活環境を自らがコントロールできる技術。

フェースをもたらしてくれるものとして，多くの研究が開始されている。

7) は，ヒトの快/不快の定量計測への応用である。現在，商品の善し悪しは，主観的なアンケート調査によっているが，ヒトの気分を生体信号として計測できれば，より的確な商品評価が可能となろう。快/不快だけでなく，ヒトの笑い，悲しみなどの感情計測が可能となれば，テレビ番組の視聴者の感想がオンラインでテレビ局に集まるかもしれない。

1.2　日常計測システムの概要

さて，この節では，日常計測システムのハードウェアについて考えよう。前節で解説したように，日常計測では長期に連続した生体信号のモニタが必要な場合，1日1回程度の計測で十分な場合，機械とのインタフェースとして用いられる場合の3つの場合に分けて考える必要がある。後者2つの場合には据置き型あるいは設備や大がかりな装置に組み込むことが可能であるため，大きな電力が必要な計測も可能であるが，第1の場合には，ヒトがつねに身につけて負担を感じない程度に小型軽量化，省電力化しなければばらない。

図 1.1 にこれら2つの日常計測のためのハードウェア構成を示す。図 (a) が据置き型の日常計測システム，図 (b) が携帯型の日常計測システムである。いずれの場合も**電極**（electrode）あるいは**センサ**（sensor）で受けた生体信号を**シグナルコンディショナ**（signal conditioner）†で増幅，雑音除去した後，**A/D 変換**（Analog/Digital conversion，アナログ/ディジタル変換）することによってディジタルの世界の信号に持ち込むことは同じである。しかし，携帯型の場合，システムを小型軽量化，小電力化しなければならないため，システム開発は難しくなる。ただ，現在のワンチップ化されたコンピュータ・チップには A/D 変換機能が内蔵されている場合が多く，また省電力化が進んでいる。近い将来，

---

† アナログ信号の増幅器，不要な周波数成分を除去するフィルタなど，アナログ信号を処理する機器の総称。

4 1. はじめに

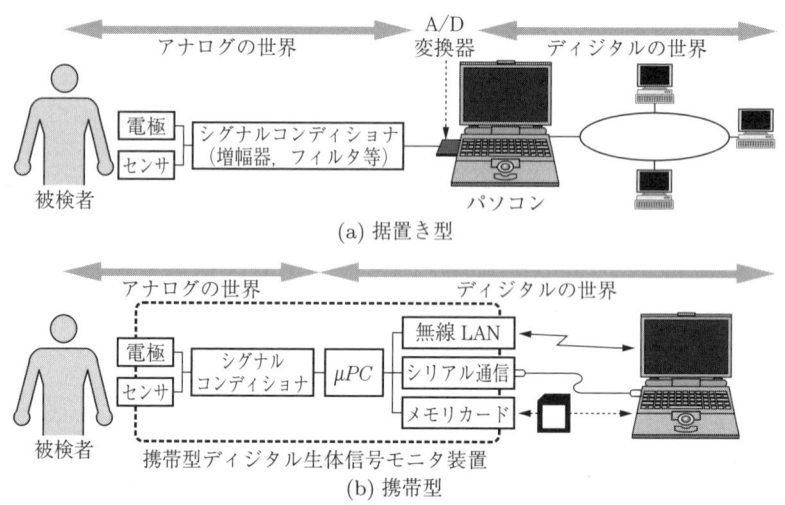

図 1.1 生体計測システムの構成

マイクロプロセッサを内蔵し，ディジタル信号を無線出力する**生体センサ**[†]も出現するであろう．また，このインテリジェント化された生体センサのネットワークによる 24 時間健康見守りシステムも実用化するであろう．

図 1.2 に据置き型，設備組込み型の日常計測システムの概念図を示す．この図に示されるように，近未来の社会の姿は，住居，自家用車など，ヒトをとりまくあらゆる設備，機器，装置に生体センサが組み込まれ，ヒトの健康，安全を見守り，さらにすべての生体センサ情報が社会ネットワークによって結合し，

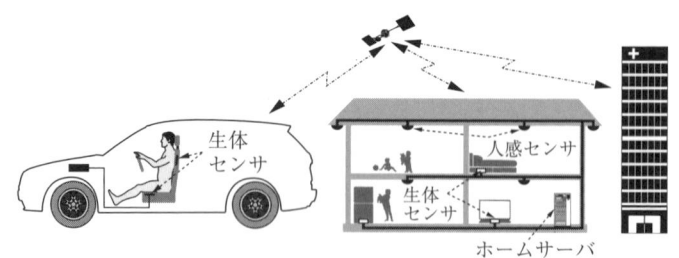

図 1.2 据置き型，設備組込み型の日常計測システムの概念図

[†] "センサ" 以外に **トランスデューサ**（transducer，変換検出器）なる用語が用いられることも多い．

医療機関，防災センターなどの後方支援機関と連携するような安全・安心な社会の実現である．

1.3　生体計測方法の分類

次に，日常計測に限ることなく，広く生体計測全般について解説する．図 1.3 は生体計測を分類したものである．図に示されるように，生体計測は，1) 電極あるいは生体センサによって，生体から発する情報を取得する計測，2)，生体の波動媒体としての特性を利用した計測，3) 生体から採取した標本による計測の 3 つに分類できる†。

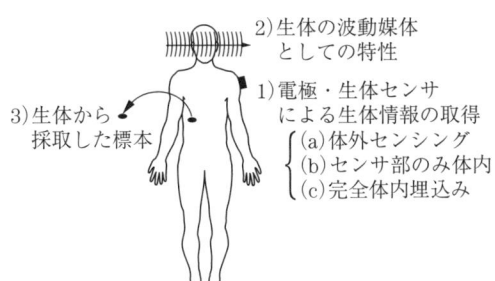

図 1.3　生体計測の分類

このうち，分類 3) は病院で実施される**検体検査**であり，血液，尿，呼気ガスなどの検体に対する検査である．日常計測では対象となりがたい側面もあるが，家庭用の血液検査キット，尿検査キットなども市販されており，**MEMS**（micro electro mechanical system）技術の進展に伴い，これから日常計測に大きく発展する可能性がある．

分類 2) の波動媒体としての特性を利用した計測としては，波動として X 線を用いる**単純 X 線撮影**，**X 線 CT**（X ray computer tomography），超音波を用いる**超音波エコー**（ultrasonography）などが挙げられるが，装置が大規模

---

† 教科書によっては，分類 1) の電極・生体センサによる計測を，生体から発する情報の計測と，センサによる生体の物理，化学量の計測の 2 つに分ける場合もある．

で，また生体にエネルギーが流れるため，日常計測ではあまり用いられることはない。

したがって，分類1)の電極，生体センサによる計測が日常計測の主体となる。表 1.2 に分類1)の電極・生体センサによる生体情報の取得に関して，主な計測項目を挙げた。ところで，この分類1)の計測は，用いる電極・生体センサの設置方法の違いによって，さらに図 1.3 に示したように，(a) センサと処理/記録回路全体が体外に位置する場合，(b) センサが体内に，処理/計測回路が体外にある場合，(c) センサならびに処理/記録回路全体が体内にある場合に細分できる。もちろん，(b)，(c) は罹患した患者に対して実施される。

表 1.2　主な電極・生体センサによる日常計測

計測項目	電極・生体センサ
生体電気	電極
血圧	ダイヤフラム型圧力計，カフ圧迫による非観血血圧計など
血流	電磁血流計，超音波血流計，プレスティモグラフなど
肺換気	気流速計，スパイロメータなど
呼吸	酸素計，炭酸ガス計，ガス検出器，pH 電極，イオン電極など
体内音	マイクロホン，振動ピックアップなど
運動	変位計，角度計，ロードセル，加速度計，張力計，光位置センサなど
温度	電子体温計，熱流計，赤外放射温度計，サーモグラフィなど
湿度	湿度センサ，水分量計など

1.4　生体センサの分類

表 1.3 に健康寿命の延伸の観点から，現在，日常計測の対象となる，あるいは対象となりそうな計測対象と項目をまとめた。表は，基本的に，1) 家庭内事故防止，2) 健康維持・向上管理，3) 予防の観点で分類したが，計測項目は，ユーザの年齢，性別，職種ごとに大きく異なるため，グループごとに，計測目的，計測対象をまとめた。また，同じ計測対象であっても，計測目的が異なる場合には重複記載した。なお，表には当面計測方法が不明なものも記載している。技術の進化，疾病メカニズムの解明が進むにつれて計測が可能となろう。また，

表 1.3　日常計測の対象と項目

対象	問題	計測項目，計測対象
一般	基本体調監視	身長, 体重, 体脂肪, 体温, 血圧, 生活習慣, バイオリズム
	メタボ症候群	身体活動量, 体重, 体脂肪, 血糖値, 尿糖, カロリー計測
	エクササイズ監視	心拍／脈波, 呼吸, 走行速度, 走行距離・経路, エネルギー消費, 筋機能
	睡眠監視	睡眠深度／サイクル, 無呼吸症候（呼吸, SPO2）, いびき, 体動
	環境監視	CO, 都市ガス, 排気ガス, 水質, 酸性雨, 花粉, ウイルス
	健康チェック	脈波・心拍による不整脈, 血圧, 尿糖値, 動脈硬化度, 唾液 pH, 胃・腸の蠕動運動, 家庭用血液検査キット, 尿検査キット
高齢者	痴呆防止	知能計測, 感情計測
	転倒防止	歩行速度, 足上げ高さ, 支持多角形面積, 足趾力, 起立時脳血流計測, 反射筋力, 柔軟性, 敏捷性, バランス機能, 不安定支持, 骨密度, 筋力・筋量
	水没事故防止	入浴姿勢, 体動, 脳血流, 入浴中心電図
	火傷, 火事	環境の可視化（高温物体, 都市ガス, 異臭）
	心不全	心電図・身体活動・イベントの同時記録
	脳卒中	安静時／動作時血圧, 起立時等血圧調節能, 動脈硬化, 脳血流
	肺炎	口腔の清潔度
	交通事故	視覚補助, 聴覚補助
	排泄	膀胱尿量, 尿漏れ, 排尿頻度, 排尿量
労働者	運転中事故	居眠り防止, 飲酒チェック, 運転中の心不全, 睡眠不足, 睡眠習慣
	過労死	疲労, 筋疲労, 慢性ストレス
	睡眠不足	睡眠時間, 睡眠深度, 無呼吸症候, いびき, 睡眠習慣, RLS（restless legs syndrome）
	メンタルストレス	心拍ゆらぎ, 呼吸の乱れ, 脳波, 手掌発汗, 唾液アミラーゼ, 胃の蠕動運動, 瞳孔
乳幼児	突然死	心拍, 呼吸, 体温, 体動
女性	美容・生理不順	肌水分量, 画像診断, 基礎体温, ホルモン分泌

計測目的，計測対象の数は増加し，いずれは現在の病院内で実施されている検査・診断項目のすべてが日常計測対象となろう。

なお，表 1.3 の日常計測項目は，計測頻度によってさらに**表 1.4** のように分類し直すことができる。この表に示されるように，日常計測は診療目的に使用する場合と，それ以外とで計測頻度は大きく異なる。病院の診断に必要な情報

表 1.4 日常計測の計測頻度による分類

目的	計測頻度	計測例
健康維持 アクシデント防止	数日〜1年に1回	身体測定, 定期健診
	1日数時間, ほぼ毎日	歩数計, 衣類・履物の評価
	常時モニタ	転倒予知, 心機能異常の発見
臨床診断	常時モニタを一定期間	ホルター心電計

の提供に関しては，ホルター心電計のように，一定期間のモニタに限られることに注意したい。一方，健康維持，あるいはアクシデント防止を目的とする場合，測定項目によっては，常時モニタが必要な場合から，頻繁に計測を必要としないものまでさまざまである。この計測頻度によっては，特にポケットサイズにしなくてもよいことにも注意したい。

章 末 問 題

【1】 表 1.2 の各種生体計測センサの詳細を調べよ。

【2】 表 1.3 の日常計測の対象について，身のまわりで，日常計測の対象となりそうなものを挙げよ。

2 生体の電気の安全

　病院で最も多く起こる事故は，**電気ショック事故**（electric shock accidents, **電撃事故**）といわれ，研究室でも多発している．本書は日常生活計測を取り扱っており，電気に関する素人を対象とした家庭内，自家用車内などの日常生活場面での計測を対象としたものである．そのため，日常生活計測における電気ショック事故が起きないことを願って，生体の電気の安全に関する章を本書の前半に配置した．この章を飛ばして読み進めても以後の理解に支障は生じないが，必ず一度は内容を理解して欲しい．

　電子回路の理解を混乱させる用語の1つに**アース**（earth）と**グラウンド**（ground）がある．アースは"地球"，グラウンドは"地面"で，いずれも**基準電位**（reference potential）0 Vの部位を指す言葉である．3章で詳しく解説するが，商用電源の場合，地球の地面を0 Vとして電力を供給しているため，アース，グラウンドの用語が一般に使われてきた．個々の回路基板にも基準電位0 Vを設定する必要があり，この部位を慣習的に"アース"あるいは"グラウンド"と呼んでいる．本書では"グラウンド"を使用することを基本としたが，慣習的な表現の場合は"アース"を使うこともある．また，**接地**（grounding）は"大地への接続"を意味し，"アース線を接続する"と同じ意味である．なお，生体計測ための電子回路を製作する，あるいは実際に生体計測を実施する際に，最後まで悩むのもこのグラウンドの取り方である．

2.1 エネルギーに対する人体反応と極限値

まずは，人体の電気に対する反応を理解する前に，人体の大まかな作りと，各種エネルギーに対する反応について解説する。人体の構成は大まかには**表 2.1**の人体の組成に示すように，その約 2/3 が水であることが最大の特徴である。これは太古の昔，生物が陸上動物として，海から陸上に進出しはじめたとき，海の環境をそのまま体内に閉じ込めて陸上に上がったためであるとされている。そのため，ヒトを含めて，生物の各種エネルギーに対する透過性，影響は"水"に対するそれを考えれば大きな間違いはない。

表 2.1　人体の組成

成分	重量比〔%〕
水	64.3
タンパク質	20.0
脂肪	1.4
含水炭素	1.0
電解質	13.2

また，ヒトを含めた陸上動物の第 2 の特徴は，体内の海環境を保護するために，外皮で覆われている点である。そのため，**図 2.1** に示すように，外皮を通したエネルギーの進入と，体内への直接のエネルギーの進入とでは，生体の反応は大きく異なる。前者の外皮を通したエネルギー流入を**マクロショック**（macro shock），人体内部への直接のエネルギー流入を**ミクロショック**（micro shock）と呼ぶ。

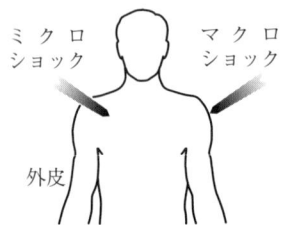

図 2.1　マクロショックとミクロショック

表 2.2 に各種エネルギーの人体への作用と安全限界を示す。このうち，**低周波電流**（low frequency electric current）が本章の主題の電気ショックの原因であり，解説は次節に譲る。

表 2.2　各種エネルギーの人体への作用と安全限界[2)]

エネルギー	作用・対象	安全限界
低周波電流	離脱限界	10 mA（マクロショック*）
	心室細動	0.1 mA（ミクロショック*）
高周波電磁波	熱傷（皮膚）	1 W/cm^2
	眼障害	0.1 W/cm^2
	睾丸	0.01 W/cm^2
超音波	キャビテーション	10 W/cm^2
	熱作用	1 W/cm^2
	生殖細胞	0.1 W/cm^2
温度	熱傷	45°C
磁界		定説なし

＊マクロショックに関しては手のひら程度，ミクロショックに関してはペースメーカ電極程度の面積を想定している。

高周波電磁波（high frequency electromagnetic wave）の危険性を実感するためには電子レンジを想像するのがよいであろう。電子レンジの場合，2.45 GHz の電磁波が用いられるが，この周波数は水に最も吸収されやすいことが知られている。加熱調理できるということは，生体に悪影響を与えることを意味する。

超音波の人体への作用としては，機械的振動による発熱と**キャビテーション**（cavitation）がある。キャビテーションとは，機械的振動によって体液に溶け込んだ気体成分が，短時間の圧力変化によって，泡の発生と消滅が起きる現象である。泡が消滅する瞬間に強い圧力波が発生し，細胞破壊を引き起こす。超音波メスはこのキャビテーションを利用した医療器具である。

温度に関しては，熱によって体を構成するタンパク質が永久変性することによる影響である。卵を加熱すると，白身が白く固まるが，永久変性したタンパク質は本来の機能を失う。

磁界の影響については，**MRI**（magnetic resonance imaging）が普及する時点で大きな議論があった。しかし，磁界の人体への影響は必ずしも明らかで

はなく，2テスラ以上の静磁場内では，頭を動かすとめまいや吐き気をもよおすとの報告があるものの，わが国では安全限界は定まっていない。

その他，生体計測では**赤外線**（infrared rays）と**紫外線**（ultraviolet rays）に関する安全について理解しておく必要がある。特に赤外線，紫外線は眼に見えないので危険である。赤外線の人体への作用としては，高エネルギーの赤外線に対しては，眼の角膜あるいは皮膚の火傷の危険性があり，紫外線は眼に対しては，白内障，網膜損傷の危険性が，皮膚に対しては日焼けの危険性がある。

2.2 電気ショック事故のメカニズム

本節では，低周波電流がどのようにして電気ショック事故を発生させるのかを解説する。図 2.2 に電気ショック事故発生のメカニズムを示す。ところで，通常のヒトの運動の場合，脳で発生した運動指令は神経信号として脊髄，運動神経を通って筋肉に至り，筋収縮が発生する。ここに体外から一定以上の電流が神経に流れると，異常な神経信号が発生し，それが筋肉に伝わり，異常な筋収縮を発生させる。このような体外からの電流によって異常な神経信号を発生させる現象を電気ショックと呼ぶ。心臓も筋肉の塊であり，心臓に電流が流れ，心筋が異常な収縮を起こすと，心臓はもはや血液ポンプとして機能しなくなり，全身への血液輸送が止まるため，人体に重篤な状態をもたらすだけでなく，場合によっては死に至る。決して電流が人体を流れることによって，組織が燃え

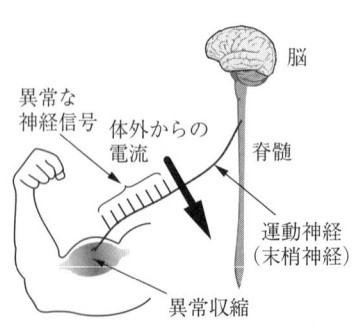

図 2.2 電気ショック事故発生のメカニズム

るわけではない．電流によるジュール熱によって人体組織を燃やすには，雷のような数 A 以上の大電流を必要とする．

表 2.3 に人体の電気ショック反応を示す．体外から皮膚を通して電流が流れ込むマクロショックの場合，わずか 1 mA で感覚神経が刺激され，ピリピリ感じる．この電流値を**最小感知電流**（threshold of perception）と呼ぶ．さらに電流値が増加すると 10 mA で行動の自由が失われる．これは体外からの電流によって運動筋肉が異常収縮を起こしたためであり，脳からの運動指令に異常な神経指令が加わることにより，もはや筋肉を随意的にコントロールできなくなるためである．この電流を**離脱限界電流**（let-go current）と呼ぶ．電気ショックからもはや逃れられない，という意味である．さらに電流値が 100 mA に達すると，前述のように，心臓の筋肉が異常収縮を起こし，心臓が細かく震える状態となる．これを**心室細動**（ventricular fibrillation）と呼び，この状態では心臓の血液ポンプとしての役割は失われ，全身への血流は停止する．

表 2.3 人体の電気ショック反応[2]

電撃の種類	電流値	人体反応（通称）
マクロショック	1 mA	ピリピリ感じる（最小感知電流）
	3～5 mA	手足に強くしびれを感じる（待避行動）
	10 mA	行動の自由を失う（離脱限界電流）
	30～50 mA	心・呼吸系の興奮，痛み，気絶を伴う（生理機能障害）
	100 mA	心室細動が起こる（マクロショックの心室細動電流）
	数 1000 mA 以上	大電流による火傷を生じる（加温・加熱）
ミクロショック	0.1 mA	心室細動が起こる（ミクロショック心室細動電流）

＊本表は成人男子の場合であり，女子，子供の場合，2/3 の電流値で同様な反応が起こる．

じつは電気ショック事故による異常な筋肉の収縮は，可逆的であり，体外からの電流の流入が止まれば，元の状態に復帰する．しかし，心室細動が続くと血流停止による脳細胞死など，非可逆的で重篤な影響が人体組織に現れる．また，前述のように，数 1000 mA を超す大電流が流れると，ジュール熱が発生し，人体組織に火傷などの非可逆的で重篤な影響をもたらす．

一方，ミクロショックの場合，わずか 0.1 mA で心室細動を引き起こす．こ

の電流値はマクロショックの最小感知電流の 1/10 であり，人体が電流を感じない小さな電流値でも，場合によっては電気ショック事故死を引き起こす可能性があることはよく理解しておく必要がある。

図 2.3 に電流の周波数と心室細動を引き起こす閾値(いきち)電流の関係を示す。図の曲線の上側は閾値以上の電流であり，心室細動を引き起こす電流であることになる。さて，図が示すように，閾値電流は電流の周波数に依存して変化しており，約 50 Hz あるいは 60 Hz で閾値電流は最も低いことがわかる。特に周波数は高いほど，閾値電流は高くなり，電気ショック事故が起こりにくくなる。この 50 Hz あるいは 60 Hz は商用電源の周波数であり，われわれの日常生活空間は最も電気ショック事故を起こしやすい，危険な電流源に囲まれていることは念頭に置かれなければならない。

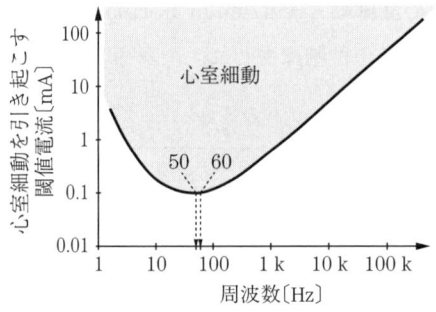

図 2.3　電流の周波数と心室細動を引き起こす閾値電流[2)]

図 2.4 は実際に手術場で起こった電気ショック事故を説明した図である。超音波脳診断装置から漏れた電流が看護士の心臓を直撃し，看護士は絶命した。では，どのようにして看護士の心臓に流れたのかを考えよう。まず，装置の電源ケーブルが壁の 3P コンセント†に届かなかったので，看護士はグラウンド線のない 2P の延長コードを使用した。さらに手術場であるので，装置を置いている机はステンレス製であった。装置の下面には絶縁体であるゴムの足がついて

---

† 3P プラグ/コンセントに関しては，2.3 節にて詳しく述べる。

2.2 電気ショック事故のメカニズム　　15

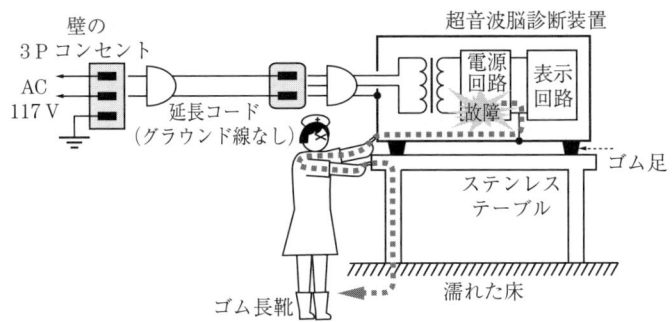

図 2.4　電気ショック事故例[2)]

おり，装置とステンレス机の間は絶縁状態にあった．また，手術場であり，床は濡れた状態で，電気を流しやすい状態にあった．さらに看護師はゴム長靴を履いており，脚と床の間には絶縁体がある状態であった．この状態で看護士が装置のケースとステンレスの机を両手で触った瞬間に電気ショック事故が発生した．装置から漏れた電流は両手を通って心臓を直撃した．上記の5つの条件のいずれか1つでも満たされていなければ絶命に至ることはなかったであろう．事故はこのようにして起こることを忘れないで欲しい．

コーヒーブレイク

電気メス

　人体が高周波電流に対して，電気ショック事故を起こしがたいことを利用した治療機器に**電気メス**（radio knife）がある．図1に電気メスの原理を示す．図に示されるように，患者の手術ベッド側には電極（対極板）が置かれ，電気メスと対極板の間に高周波電流源（1 MHz）が置かれる．このような状態で電気メスを人体に近接させると，対極板に対して電流が流れる．図に示されるように，対極板の大きな面積に対して電気メスの先端はごく小さな面積であるため，電気メス先端付近の電流密度は異常に高くなり，アーク放電も発生する．そのため先端付近では**ジュール熱**が発生し，細胞は瞬時に破壊される．一方，電流の周波数は十分高く，神経-筋系あるいは心臓を通って電流が流れても電気ショック事故は起こらない．さらに電気メス先端付近は高熱になるので，血管を切断しても，瞬時に血液は凝固する．このように電気メスは止血しながら組織を切ることが可能である．

16   2. 生体の電気の安全

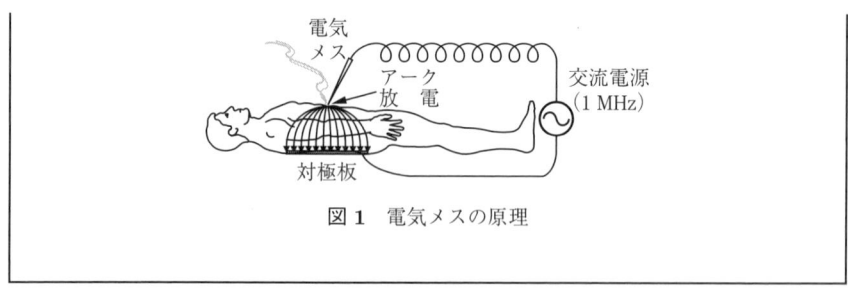

図1　電気メスの原理

2.3　電気に対する安全確保の方法

本節では電気ショック事防止方法について解説する。電気ショック事故の防止方法はシンプルである。「必ず電気機器をグラウンドに接地する（grounding or ground connection）」である。図 2.5 に**電源部**（power source）に貯まったほこりに湿気が加わり，**筐体**(きょうたい)（ケース，フレーム）に漏れ電流が発生した状態で，図 (a) 接地が不良であった場合と，図 (b) しっかりと接地されている場合を示す。図 (a) に示すように，接地が不良であった状態でヒトがケースに触れると，漏れ電流が人体を貫き，電気ショック事故が発生する。一方，接地されている場合には，電流はほとんど**インピーダンス**（impedance）[†]の低いグラウンド線のほうへ流れ，電気ショック事故を避けることができる。

図 2.6 は 3P プラグと 3P コンセントを示したものである。図に示される

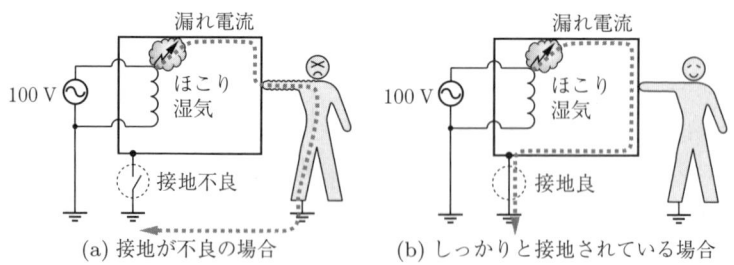

図 2.5　電気に対する安全確保の原理

[†] インピーダンスに関しては3章に詳しく説明した。

2.3 電気に対する安全確保の方法　　17

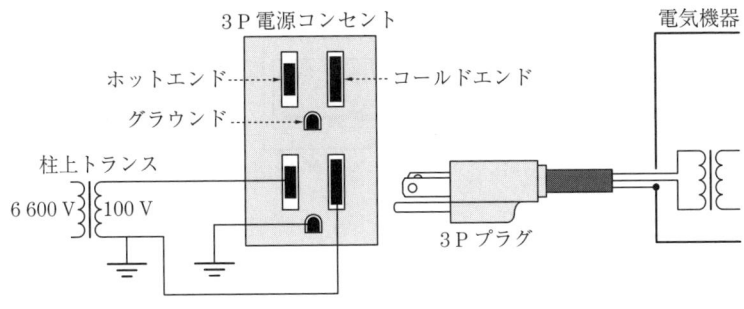

図 2.6　3P プラグと 3P コンセント

ように，3P コンセントの 1 つの端子は接地されている。また，3P プラグの 1 つの端子は，電気機器のフレームに接続されている。そのため，電気機器の 3P プラグを 3P コンセントに差し込むと，自動的に電気機器のフレームはグラウンドにつながることになる。このように，3P プラグと 3P コンセントは，電気ショック事故を予防するのに効果的であるが，わが国ではまだ普及していない。実験室などでパソコンを使用する場合など，必ず接地する癖をつけて欲しい。

コーヒーブレイク

フレームグラウンドとシグナルグラウンド

　図 2.5 に示すように，電気機器の筐体（frame）をグラウンドに接地し，漏れ電流を大地に逃がすための電気的な工夫を**フレームグラウンド**（frame ground, FG）と呼ぶ。一方，筐体の中の電子回路にも動作の基準電位となるグラウンドが必要であり，このグラウンドを**シグナルグラウンド**（signal ground, SG）と呼ぶ。では，図 2 (a) の 2 つのグラウンドのつなぎ方については，(b)，(c) に示すように，FG と SG を別個に壁の**接地センタ**に接続するか，装置の出口で一体化して，接地センタにつなぐかであろう。結論からいうと，図 (b)，図 (c) のいずれでもよいが，グラウンド線の持つ抵抗値が 0 Ω がでない場合，図 (b) の場合は問題は生じないが，図 (c) の場合，フレームに載った雑音が共通インピーダンスを介して，シグナルグラウンドに伝わる。グラウンド線は抵抗値を下げるため，十分太いものを用いる必要がある。

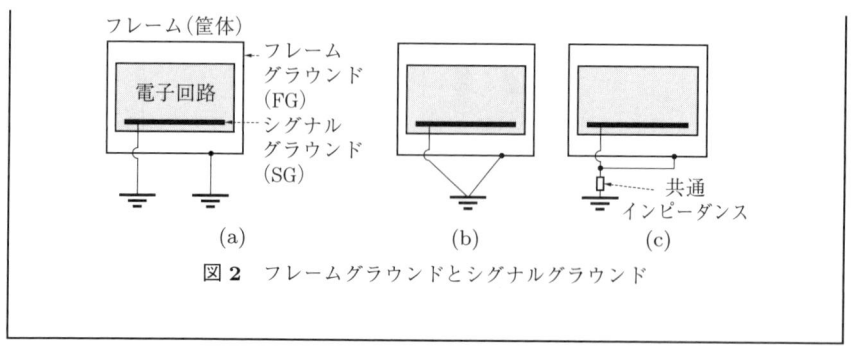

図 2　フレームグラウンドとシグナルグラウンド

2.4　計測機器の安全と設備の安全

　以上のように，生体計測は人体と電子回路が直接接触する計測であり，取り返しのつかない事故が起こる危険性がある。そのため，医療機器に関しては**医用電気機器，医用電気設備**に関する安全基準が **JIS**（日本工業規格）で細かく定められているほか，日常管理の方法なども細かく定められている。

　まず，**表 2.4** に，医用生体計測機器の**形別分類**を示す。表に示されるように，医用生体機器は漏れ電流の程度によって，B 形，BF 形，CF 形の 3 つに分類されている。ここに "B" は "Body"，"C" は "Cor（心臓）"，"F" は "Floating" を意味する。

表 2.4　医用生体計測機器の漏れ電流の
程度による分類（形別）[2]

形別分類	患者漏れ電流（正常状態）	外部からの流入	適用範囲
B 形	100 μA	マクロショック　保護なし	体表にのみ適用する
BF 形	100 μA	マクロショック　フローティング	体表にのみ適用する
CF 形	10 μA	ミクロショック　フローティング	直接心臓に適用できる

　また，医用生体計測機器には別のクラス分類がある。**表 2.5** は医用機器の**クラス別分類**である。先の形別分類が，主に入力部分の安全性に関したものであるのに対し，クラス別分類は医用機器の電源から電流が流れ出さないようにするための保護手段の違いによる分類である。このクラス別分類によると，いず

2.4 計測機器の安全と設備の安全

表 2.5 医用機器のクラス別分類[2]

クラス別	保護手段	追加保護手段	備考
クラス I 機器	基礎絶縁	保護接地	保護接地設備が必要（3P コンセント）。
クラス II 機器	基礎絶縁	補強絶縁	使用上の設備による制限なし。
内部電源機器	基礎絶縁	内部電源	使用上の設備による制限なし。 外部電源に接続できないこと。

れも電源部を絶縁するための保護手段を持つ必要があり，さらに追加の保護手段の違いによって，クラス分類がなされている．このうち，**クラス I 機器**では前述の3P コンセントの使用ができるもの，**クラス II 機器**は電源部の2重の絶縁が施されているもの，**内部電源機器**は電池によって駆動する医療機器である．なお，**クラス III 機器**と呼ばれ，24 V 以下の超低圧電源からの電力供給を受ける機器もあったが，現在は廃止されている．

この表に示されるように，人体に直接触れる生体計測機器には厳しい基準があることを理解する必要がある．「乾電池で動かすのだから安全だ」というのでは不十分であることを覚えていて欲しい．ちなみに，日本の家庭で一般的な2Pプラグ/コンセントで動く機器は**クラス 0 機器**と呼ばれ，医用電気機器としては認められていない．また，接地用端子を持っていても，接地線がない電源コードおよび接地極がない差込プラグを使用している機器を**クラス 0I 機器**と呼び，これも医用電気機器としては認められていない．なお，付録 A.2 に医用機器，設備の安全に関する表示記号を掲載したので，必要に応じて，利用して欲しい．

一方,病院の電気設備に関する安全基準はJIS T 1022,病院電気設備の安全基準で規定されており,**表2.6**に示すような安全対策項目が挙げられている。このうち,工学系の実験室にも備え付けられているのが,**接地センタ**(reference grounding point)と前述の**3Pコンセント**である。非接地配線方式,非常電源については,興味のある読者は成書を参照して欲しい。ここでは,生体計測では是非装備したい**EPRシステム**(equipotential patient reference system)について解説する。

表2.6 病院電気設備の安全対策項目[2)]

項目	内容
保護接地(医用コンセント)	3P式の医用コンセントを設備し,医用接地センタに接続する。
等電位接地(EPRシステム)	患者が触れるすべての機器,露出金属を導線で1点に集中接地し,金属表面の電位差をなくすすべての金属表面化の電位差を10mV以下とする。
非接地配線方式	設備側に絶縁トランスを設け,二次側電路をどれも接地しない
非常電源	立ち上がり時間や連続運転時間によって一般,特別,瞬時特別の3種に分類。

図2.7にEPRシステムの概要を示す。表2.6に記したようにEPRシステムの目的は,患者が触れるすべての機器,金属製品を導線で1点に接地することによって,0Vに等電位化しようとするものである。ここに接地センタとは,図2.6に示した3Pコンセントと同様,建物の鉄骨に溶接されたグラウンドをとるための端子板のことをいい,実験室の片隅に接地されているはずの設備である。この接地センタに対して,実験室内のすべての電子機器のフレーム,ならびにベッドなどの金属備品を太い電線で接続する。なお,3Pコンセントを備えた電子機器の場合,2重の接地になるので,**追加保護接地線**と呼ぶ。接続方法は,各電子機器,金属備品と接地センタを1:1で接続する**1点アース**であり,接続電線の抵抗は0.1Ω以下,電線の色は緑色もしくは緑色に黄色の筋の入ったものということになっている。とにかく,グラウンドに落とすことによって,電気ショック事故が防げるが,それだけでなく,大きな雑音を発する機器を**シールド**することにもなり,生体計測で問題となる雑音の除去に大きく貢献する。生体計測ではEPR環境を心掛けたい。

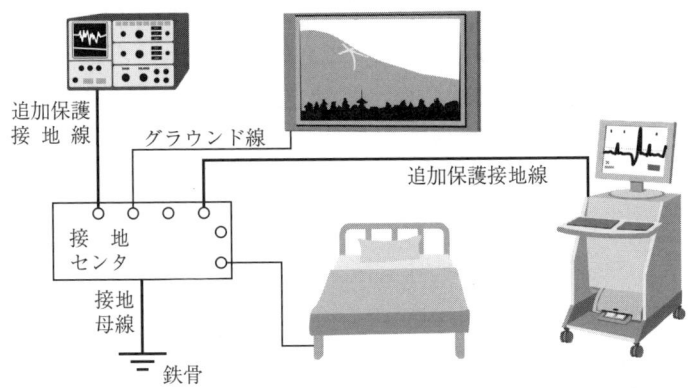

図 2.7　EPR システム

章 末 問 題

- 【1】 表 2.2 の各種エネルギーに対する安全限界については，本書では低周波電流の危険性のみを記した。他のエネルギーについても，なぜ危険なのか，どの程度危険なのか，限界を超えると何が起こるのかを調べよ。
- 【2】 図 2.4 の電気ショック事故例以外にも多くの事故と，その原因が報告されている。具体的な事故例を調べ，その原因と対策について考えよ。
- 【3】 近頃，駅や交番，大学構内など，身の回りに「AED（automated external defibrillator，自動体外式除細動器）」が設置されていることに気が付くだろう。AED も生体に対する電流の作用を応用したものである。「AED」とはどのようなメカニズムを有し，どのような場合に有効であるのかを調べよ。
- 【4】 2.3 節の「フレームグラウンドとシグナルグラウンド」に関するコーヒーブレイクで記したように，共通インピーダンスが存在すると，雑音が混入しやすくなる。図 2.8 において，回路 A で発生した雑音が回路 B にどのように影響を与えるのかを説明せよ。また，影響を与えないようにする方法を考えよ。

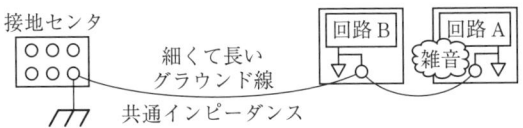

図 2.8　共通インピーダンスの存在による雑音の伝搬

3 基礎電子回路

 本章では，電子回路の基礎を解説する．生体計測機器の開発に必要であることはいうまでもなく，市販センサ，市販計測器を人体に適用する場合にも電子回路の知識は不可欠である．本章では，できるだけ生体計測に関連させて基礎電子回路を解説するように心がけた．すでに電子回路を知っているという読者も是非一読して欲しい．電子回路を見直すよいチャンスである．

 ところで，電子回路は**抵抗** (resistor)，**コンデンサ** (capacitor または condenser)，**コイル** (inductor, electromagnetic coil または coil) の 3 種類の受動素子 (passive element) と，**トランジスタ** (transistor)，**ダイオード** (diode) などの**半導体** (semiconductor)，ならびにこれらを組み合わせ，小型のパッケージに収めた **IC** (integrated circuit, 集積回路) あるいは **LSI** (large scale integration, 大規模集積回路) から構成されている．本章では，電子回路の基本となる抵抗，コンデンサ，コイルの 3 種類の受動素子ならびに，複雑な回路を取り扱うための**複素インピーダンス法**について解説する．

 なお，本書では抵抗の解説に多くのページを割いた．本章を最後まで読み通せば理解できると思うが，コンデンサもコイルも抵抗と同じように扱うことができ，結局，複雑な回路も抵抗の集まりとして計算できるからである．

 また，電子回路では，**電圧** (voltage)，**電位** (electric potential) という用語がよく区別なく使われる．本来，**電位差** (electrical potential difference) を電圧と呼ぶが，基準電位を基準とする限り，電圧も電位も同じ値を示す．本書では電圧を基本とした．

3.1 抵　　　抗

本節では抵抗[†1]について解説する。**図 3.1** (a), (b) に回路記号を，図 (c) に代表的な抵抗の形状を示す。図 (a) は 1997 年制定の新しい記号であり，図 (b) は旧記号である[†2]。なお，抵抗は図 (c) 左のような**アキシャルリード型抵抗**，中央の複数の抵抗が 1 つにまとまった**ラダー抵抗**，右の表面実装基板の用いられる，数 mm 角の直方体状の**チップ抵抗**など，さまざまな形状と大きさが用意されている。

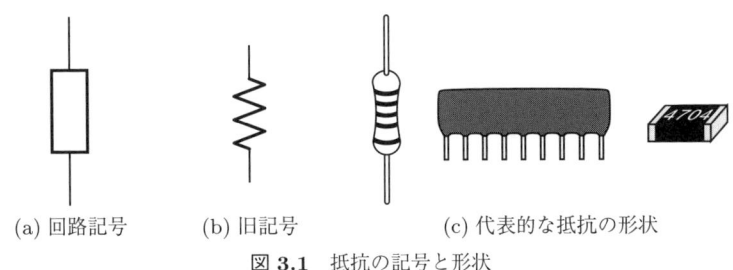

(a) 回路記号　　(b) 旧記号　　(c) 代表的な抵抗の形状

図 3.1　抵抗の記号と形状

3.1.1　オームの法則とキルヒホッフの電流/電圧則

（ａ）**オームの法則**　　さて，抵抗の電気的な特性を与えるのが**オームの法則**（Ohm's law）である。いま，**図 3.2** に示すように，**抵抗値** R〔Ω〕の抵抗の両端に**電圧** v〔V〕がかかった際に抵抗を流れる**電流**を i〔A〕とすると，R, v, i の間の関係は式 (3.1) のオームの法則で与えられる。

$$i = \frac{v}{R} \tag{3.1}$$

[†1] 正確には電気抵抗，"もの" としての抵抗を指す場合は resistor，"電気を流しにくくする" 性質を指すときは electrical resistance または resistance を用いる。

[†2] 旧記号については，未だ多くの論文，書物で使用されているが，本書では基本的に新記号を用いることとした。付録 A.1 に新旧の電子回路関連の記号対応表を示したので，適宜，参照して欲しい。

24   3. 基礎電子回路

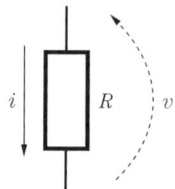

図 **3.2** 抵抗・電流・電圧の関係

式 (3.1) において，抵抗値 R の値が大きくなると抵抗を流れる電流 i は小さくなることがわかる。このように，抵抗値 R は電流の流れにくさを表す。抵抗値 R の逆数 G を使って，式 (3.2) で与えられる場合もある。

$$i = Gv \tag{3.2}$$

ここに，$G\ (= 1/R)$ は**導電率**（conductance）と呼ばれ，単位は S（siemens，ジーメンス）または ℧（mho，モー）である。

（**b**）**キルヒホッフの電流則と電圧則**　　電子回路を理解するうえで重要な**キルヒホッフの電流則**（Kirchhoff's current law）と**電圧則**（Kirchhoff's voltage law）について解説する。

図 **3.3**(a) は，ある回路の 1 点に $i_1 \sim i_k$ の k 個の電流が流れ込み，$i_n \sim i_q$ の $(q - n + 1)$ 個の電流が流れ出している状況を示している。このとき，式 (3.3) が成立するというのがキルヒホッフの電流則である。これは電流がエネルギーの流れであり，ある点に流れ込むエネルギーの総和は，その点から流れ出すエネルギーの総和に等しいことを示しており，エネルギー不滅の法則を電流にい

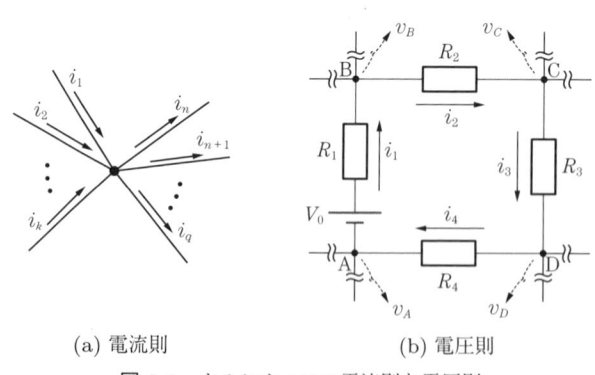

(a) 電流則　　　　　　　(b) 電圧則

図 **3.3**　キルヒホッフの電流則と電圧則

い換えたものであることがわかる。
$$i_1 + i_2 + \cdots + i_k = i_n + i_{n+1} + \cdots + i_q \tag{3.3}$$

次に図 (b) に示す電子回路を考えよう．図は大きな回路の一部であり，点 AB 間には電圧 V_0 の電池と抵抗値 R_1 の抵抗，点 BC 間には抵抗値 R_2 の抵抗，点 CD 間には抵抗値 R_3 の抵抗，点 DA 間には抵抗値 R_4 の抵抗が配置され，抵抗 R_1, R_2, R_3, R_4 には各々電流値 i_1, i_2, i_3, i_4 の電流が図中の矢印の方向に流れているとすると，式 (3.4) が成立するというのがキルヒホッフの電圧則である．

$$V_0 - i_1 R_1 - i_2 R_2 - i_3 R_3 - i_4 R_4 = 0 \tag{3.4}$$

ここに，式 (3.1) に示されるように，式 (3.4) の $i_k R_k$ の項は抵抗 R_k に電流 i_k が流れた場合の抵抗両端に現れる電圧差を表していることがわかる．したがって，式 (3.4) の持つ意味は，図 3.3 (b) の点 A から出発して，点 B，点 C，点 D の電圧を順にたどることにより，次のように説明できる．

(1) 点 A を出発点とし，電池によって電圧 V_0 上昇し，抵抗 R_1 によって電圧 $i_1 R_1$ 下降するので，点 B での電圧は

$$v_B = v_A + V_0 - i_1 R_1 \tag{3.5}$$

で与えられる．

(2) 点 C での電圧 v_C は，抵抗 R_2 によって電圧 $i_2 R_2$ 下降するので

$$v_C = v_B - i_2 R_2 = v_A + V_0 - i_1 R_1 - i_2 R_2 \tag{3.6}$$

で与えられる．

(3) 点 D での電圧 v_D は，抵抗 R_3 によって電圧 $i_3 R_3$ 下降するので

$$v_D = v_C - i_3 R_3 = v_A + V_0 - i_1 R_1 - i_2 R_2 - i_3 R_3 \tag{3.7}$$

で与えられる．

(4) 点 A での電圧は v_A であるが，上記 (3) の点 D での電圧を使って表すと，この点 D での電圧 v_D からさらに抵抗 R_4 によって電圧 $i_4 R_4$ 下降するので

$$v_A = v_D - i_4 R_4 = v_A + V_0 - i_1 R_1 - i_2 R_2 - i_3 R_3 - i_4 R_4 \qquad (3.8)$$

で与えられる。したがって，式 (3.4) が成立する。

以上は点 A を出発点とした場合であるが，どの点から出発しても同じ式にたどり着く。例えば点 B から出発した場合には

$$v_B - i_2 R_2 - i_3 R_3 - i_4 R_4 + V_0 - i_1 R_1 = v_B \qquad (3.9)$$

となり，やはり式 (3.4) が成立する。

なお，式 (3.4) にスタート地点での電圧が記されていないように，通常はスタート地点の電圧を 0 V としてよい。これはキルヒホッフの電圧則が電圧の差に関する法則だからである。

次に**合成抵抗**について考えよう。図 **3.4** の抵抗値 R_1，R_2 の 2 つの抵抗を図 (a) 直列，図 (b) 並列（series and parallel circuits）に接続した場合，これを 1 つの抵抗値で表すと抵抗値 R は R_1，R_2 を使ってどのように表現されるであろうか。答えは式 (3.10) である。

$$\begin{aligned}&（直列接続の場合）： \quad R = R_1 + R_2 \\ &（並列接続の場合）： \quad \frac{1}{R} = \frac{1}{R_1} + \frac{1}{R_2}\end{aligned} \qquad (3.10)$$

この合成抵抗値はキルヒホッフの電流則，電圧則を利用することで求めることができる。練習問題として章末に載せたので確認して欲しい。

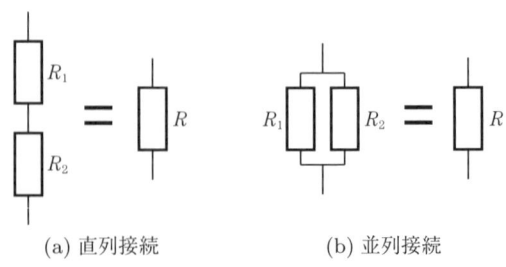

(a) 直列接続　　　　(b) 並列接続

図 **3.4**　合 成 抵 抗

例題 3.1 図 3.5 左は高圧線の上にカラスが止まっている状況と，子供の凧揚げの凧が高圧線に絡んだ様子を示す．重量軽減のため，高圧線はむき出しの状態が多いが，なぜカラスは感電死することがないのかを説明せよ．また，同様に高圧線に絡んだ凧は大変危険であるが，その理由も説明せよ．

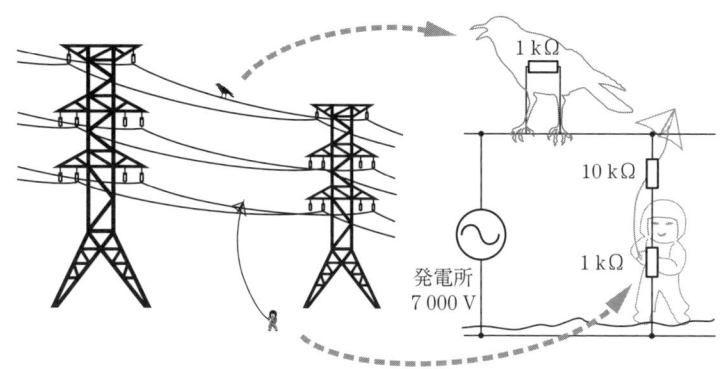

図 3.5　高圧線に止まるカラスと絡んだ凧

【解答】 図 3.5 右に，高圧線に止まるカラスと絡んだ凧の等価回路を示す．図に示されるように，発電所（7 000 V）では大地を基準（0 V）として発電している．さて，オームの法則より，高圧線に止まるカラスの体を流れる電流は，両足に加わる電圧差を抵抗（1 kΩ）で除して求められるが，電線の中では等電位であるので，両足ともに 7 000 V が加わり，その電圧差は 0 V である．そのため，カラスの体内を流れる電流は 0 A で，カラスは感電死することはない．

一方，凧糸の抵抗を 10 kΩ，子供の抵抗を 1 kΩ とすると，凧と大地の間には高電圧（7 000 V）の電圧差が生じることとなり，凧糸を通って子供の体を流れる電流は 7 000 V ÷ (10 kΩ + 1 kΩ) ≅ 700 mA と，1 A 近い電流が流れることになり，子供は非常に危険な状態になることがわかる．2 章で電気の安全について示したが，子供の場合，ヒトの心臓が機能しなくなる最低の電流値は約 60 mA とされている． ◇

例題 3.2 図 3.6 は電圧 V_0 の電池に抵抗 r と抵抗 R の 2 つの抵抗を直列に接続した回路である。
1) 抵抗 R で消費する電力 p が最大となる抵抗 R の条件を求めよ。
2) 抵抗 R の両端に発生する電圧 e が最大となる抵抗 R の条件を求めよ。

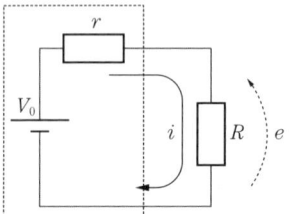

図 3.6　2 つの抵抗の直列回路

【解答】 1) 抵抗 R に流れる電流 i を用いると，その消費する**電力** p は

$$p = ie = i^2 R \tag{3.11}$$

で与えられる。ここで電流 i は

$$i = \frac{V_0}{r+R} \tag{3.12}$$

で与えられるので

$$p = \frac{R}{(r+R)^2} V_0^2 \tag{3.13}$$

を得る。

R を種々変化させた場合の電力 p の変化を求めるために，横軸を R，縦軸を p にとったグラフを図 3.7 (a) に示す。式 (3.13) に示されるように，$R = 0$ のとき，$p = 0$ であり，また，$R \to \infty$ で，$p \to 0$，かつつねに $p \geqq 0$ であることがわか

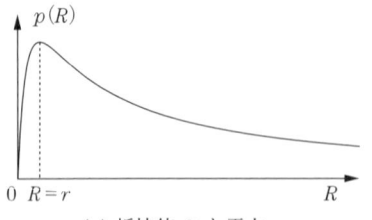
(a) 抵抗値 R と電力 p

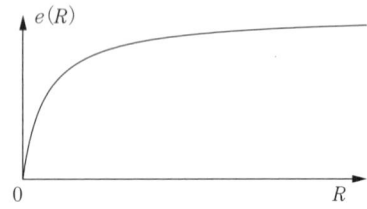
(b) 抵抗値 R と電圧 e

図 3.7　抵抗値 R と電力 p，電圧 e の関係

る。また $p'(R) = r - R/(r+R)^3 \times V_0^2 = 0$ より，$R = r$ で関数 $p(R)$ は極値を持つため，抵抗 R で消費する電力 p は $R = r$ で最大となることがわかる。

2) 抵抗 R の両端に発生する電圧差 e は iR で与えられるので，式 (3.12) を用い

$$e = iR = \frac{R}{r+R}V_0 \tag{3.14}$$

を得る。図 (b) に抵抗値 R と電圧 e の関係をグラフに示す。 ◇

例題 3.2 は重要な結果を示している。いま，図 **3.8** に電池の等価回路とこの電池に負荷抵抗 R を取り付けた状態を考えよう。図に示されるように，実際の電池は理想的な電池 V_0 と出力抵抗 r を直列に接続した形で表現できる。このとき，先の図 3.7 (a) の結果に示されるように，負荷抵抗 R が電池の出力抵抗 r に等しい場合に負荷抵抗に最大の**電力**（パワー）を供給できる。

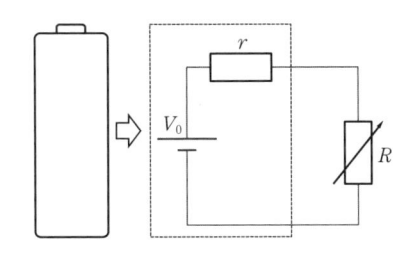

図 **3.8** 電池の等価回路

例題 3.2 の結果は，モータ，スピーカなどの電力が必要な負荷を電池につなぐ場合には，この電池の出力抵抗値とつなぐ負荷の抵抗値を一致させることが必要であることを示している。これを**インピーダンス・マッチング**（impedance matching）[†1]という。

インピーダンス・マッチングの身近な例としては，模型のレーシングカーがある。マンガン系，ニッカド系電池の出力抵抗は小さく，リチウム系電池のそれは大きい。逆にリチウム系の電池は**電力量**（**エネルギー**）[†2]はマンガン系，ニッカド系の電池に比して大きい。模型自動車を長時間連続して走行させようとして総電力量の大きなリチウム電池を使用しても，モータはうまく回転しない。

[†1] "インピーダンス"に関しては 3.4 節の複素インピーダンスに詳しく解説したが，しばらくは"抵抗"と読み換えて欲しい。

[†2] (エネルギー) $= \int$ (パワー) dt，あるいは (パワー) $= \dfrac{d}{dt}$ (エネルギー) の関係がある。

リチウム電池の出力抵抗値とモータの持つ抵抗値が一致しないため，モータに電力をうまく伝えることはできないのである。

また，オーディオアンプの出力抵抗値[†]とスピーカシステムの抵抗値をそろえなければならないことを実感したオーディオマニアも読者の中にはいるかもしれない。いずれもインピーダンス・マッチングの問題である。

コーヒーブレイク

出力インピーダンスと入力インピーダンス

電子回路を知るうえで必ず理解しておかなければならない用語に，**出力インピーダンス**（output impedance）と**入力インピーダンス**（input impedance）がある。図 3 (a) に示すように，出力インピーダンスとは，ある回路の出力を外部から眺めた際に，仮想的に存在するインピーダンスのことであり，入力インピーダンスとは，図 (b) に示すように，ある回路の入力に仮想的に存在するインピーダンスのことである。いずれも，その回路に別の回路を接続する際に知っておかなければ，正しい動作は期待できない。そのような入出力インピーダンスの情報がない場合には，4.1 節に示すインピーダンス変換回路が必要となる。

(a) 出力インピーダンス　　(b) 入力インピーダンス

図 3　出力インピーダンスと入力インピーダンス

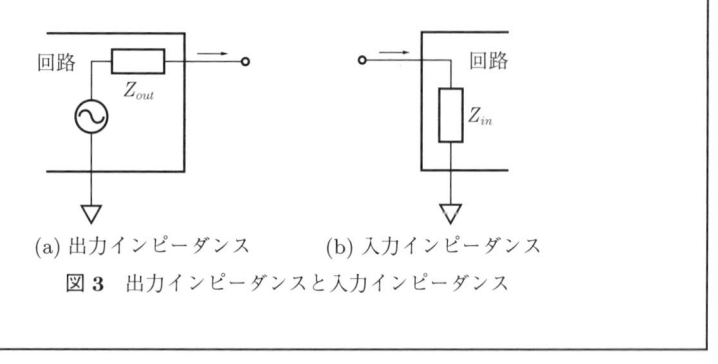

図 3.9 は体内の微小な生体電気信号を体外で計測する方法を示している。図 3.6 では電圧一定の電池 V_0 であったが，図 3.9 では時間とともに変化する**交流**（alternating current，**AC**）電源 $V_0(t)$ に置き換えた。また，抵抗 r_1，r_2 は生体内の信号源から体表までの抵抗を表し，抵抗 R は微小信号を増幅するための増幅器の**入力抵抗**である。

[†] スピーカには 4Ω 系と 8Ω 系があり，オーディオアンプにも 4Ω 系と 8Ω 系があり，両者がそろわないと，音楽はほとんど聴き取れない。

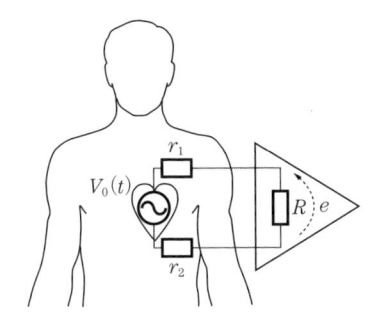

図 3.9 体内の微小な生体電気信号の計測方法

このとき，先の図 3.7 ならびに式 (3.14) の結果は，増幅器の入力抵抗 $R \to \infty$ で $e \to V_0$，すなわち体内の信号源の電圧 $V_0(t)$ がそのまま増幅器に受け渡されることを示している。ここに $V_0(t)$ は微小信号であることを考えると，$e \to V_0$ であることが望ましいことはいうまでもない。すなわち，微小な生体信号を計測するためには，増幅器の入力抵抗はできるだけ大きいことが必要であるということになる。

先ほどの出力インピーダンスと入力インピーダンスに関するコーヒーブレイクと合わせて，電源あるいは信号源からパワーを導出するためにはインピーダンス・マッチングが必要であり，微小電圧信号を導出するためには，入力インピーダンスの高い増幅器が必要であるということになる。

3.1.2 重ね合わせの理と鳳–テブナンの法則

前項で述べたオームの法則，キルヒホッフの電流則，電圧則以外にも，知っておくと回路の計算が容易になる法則がいくつかある。ここでは，**重ね合わせの理**と**鳳–テブナンの法則**について解説する。

（a）**重ね合わせの理**　　図 **3.10** (a) の電池 2 つ，抵抗 5 つから構成される回路を考える。重ね合わせの理（principle of superposition）[†]とは，図 (b)，図 (c) の電池の 1 つを残し，他をショート（短絡）させた回路を流れる各々の電流の総和が，図 (a) の元の回路を流れる電流の和に等しい，というものである。実際に試してみよう。

---
† 重ね合わせの原理ともいう。

(a) 元の回路　　(b) 電池 V_1 を残し，他の電池をショートさせた回路　　(c) 電池 V_2 を残し，他の電池をショートさせた回路

図 **3.10** 重ね合わせの理

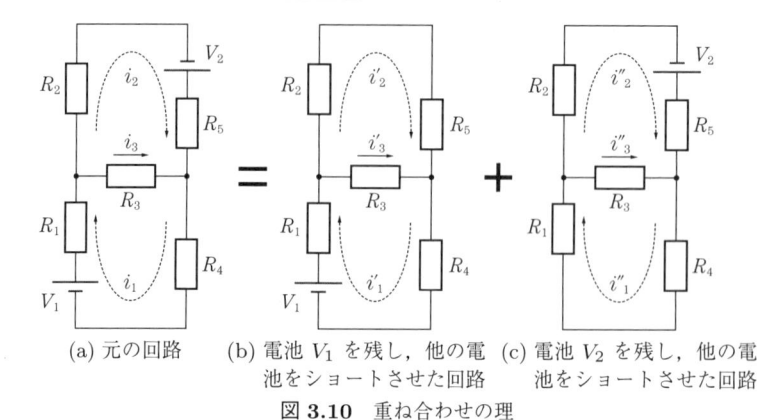

1) 図 (a) の回路にキルヒホッフの電流則，電圧則を適用し，式 (3.15) を得る。

$$\begin{cases} i_1 = i_2 + i_3 \\ V_1 - i_1 R_1 - i_3 R_3 - i_1 R_4 = 0 \\ V_2 - i_2 R_5 + i_3 R_3 - i_2 R_2 = 0 \end{cases} \tag{3.15}$$

2) 図 (b) の回路から電池を除いた回路にキルヒホッフの電流則/電圧則を適用し，式 (3.16) を得る。

$$\begin{cases} i'_1 = i'_2 + i'_3 \\ V_1 - i'_1 R_1 - i'_3 R_3 - i'_1 R_4 = 0 \\ 0 - i'_2 R_5 + i'_3 R_3 - i'_2 R_2 = 0 \end{cases} \tag{3.16}$$

3) 図 (c) の回路から電池を除いた回路にキルヒホッフの電流則/電圧則を適用し，式 (3.17) を得る。

$$\begin{cases} i''_1 = i''_2 + i''_3 \\ 0 - i''_1 R_1 - i''_3 R_3 - i''_1 R_4 = 0 \\ V_2 - i''_2 R_5 + i''_3 R_3 - i''_2 R_2 = 0 \end{cases} \tag{3.17}$$

4) 式 (3.16)，式 (3.17) の各々 3 つの対応する方程式を加えることで式 (3.18) を得る。

$$\begin{cases} (i'_1 + i''_1) = (i'_2 + i''_2) + (i'_3 + i''_3) \\ V_1 - (i'_1 + i''_1) R_1 - (i'_3 + i''_3) R_3 - (i'_1 + i''_1) R_4 = 0 \\ V_2 - (i'_1 + i''_1) R_5 + (i'_3 + i''_3) R_3 - (i'_2 + i''_2) R_2 = 0 \end{cases} \tag{3.18}$$

5) 式 (3.18) において式 (3.19) に示すような置換えをすると，式 (3.15) と等価であることに気付くであろう．すなわち，図 (a) の複雑な回路を図 (b)，図 (c) の回路に簡単化し，各々の回路で求めた電流を加算することによって，元の複雑な回路の電流値が求められることを示している．これを重ね合わせの理という．

$$\begin{cases} i_1 = i'_1 + i''_1 \\ i_2 = i'_2 + i''_2 \\ i_3 = i'_3 + i''_3 \end{cases} \tag{3.19}$$

重ね合わせの理を適用する際のルールは，以下の2つである．
1) 定電圧源はショートする
2) 定電流源は開放する

例題 3.3 図 3.11 上段の回路で抵抗 R_2 の両端に現れる電圧差 E を重ね合わせの理を用いて求めよ．

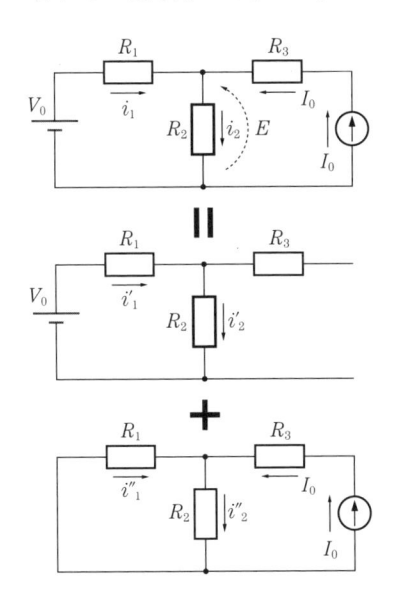

図 3.11 重ね合わせの理を使って回路を解く

【解答】 図 3.11 の中段，下段に示すように，重ね合わせの理を使って，電流源 I_0 を取り除いた回路と，電圧源 V_0 を取り除いた回路に分解して考える。中央の回路で，$i_1' = i_2'$ であるので

$$V_0 - R_1 i_2' - R_2 i_2' = 0 \tag{3.20}$$

が成立する。右の回路で

$$\begin{cases} I_0 + i_1'' = i_2'' \\ -R_1 i_1'' - R_2 i_2'' = 0 \end{cases} \tag{3.21}$$

が成立する。$i_2 = i_2' + i_2''$ であるので，求めたい電圧 E は

$$E = R_2 i_2 = R_2 (i_2' + i_2'') = \frac{R_2 (V_0 + R_1 I_0)}{R_1 + R_2} \tag{3.22}$$

となる。 ◇

（b） 鳳–テブナンの法則　図 **3.12** に**鳳–テブナンの法則**（Thevenin's theorem）の説明を示す。図 (a) に示されるように任意の未知の回路から 2 点を引き出し，これを外部から眺めると，図 (b) に示されるように，電源 V_0 と抵抗 R_0 の直列回路と等価な回路で表すことができるというのが鳳–テブナンの法則である。ここに，V_0 は 2 点を開放したときに端子間に現れる電圧であり，R_0

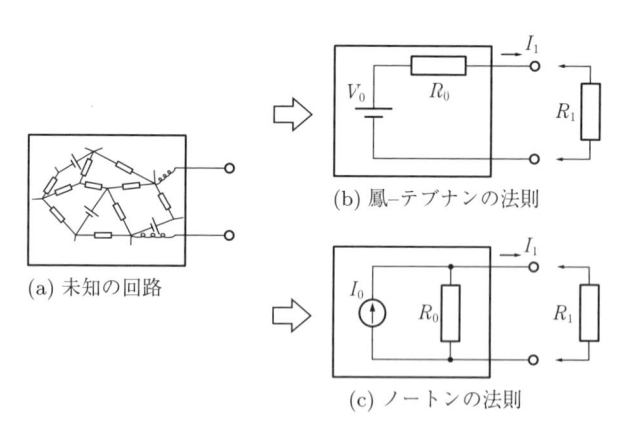

図 **3.12**　鳳–テブナンの法則とノートンの法則

は内部の電源をすべて短絡した際の端子間の抵抗であり，この回路に抵抗 R_1 を接続した際に，抵抗に流れる電流 I_1 は，$I_1 = V_0/(R_0 + R_1)$ で与えられる。また，鳳–テブナンの法則は図 (c) に示されるように，電流源 I_0 と抵抗 R_0 の並列回路と等価な回路で表すこともできる。これを**ノートンの法則**（Norton's theorem）という。

例題 3.4 鳳–テブナンの法則を使って，図 **3.13** の回路の抵抗 R_x を通る電流 i_x を求めよ。

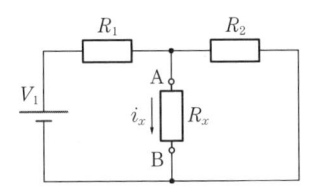

図 **3.13** 例題 3.4 の回路

【解答】 鳳–テブナンの法則に従うと，抵抗 R_x を外した際に点 AB 間に現れる開放電圧を V_0，電源 V_1 を短絡した際の点 AB 間の抵抗を R_0 とすると，抵抗 R_x を点 AB 間につないだ際に流れる電流 i_x は

$$i_x = \frac{V_0}{R_0 + R_x} \tag{3.23}$$

となる。図 **3.14** (a) に示すように，開放電圧 V_0 は電圧 V_1 を抵抗 R_1 と R_2 で分圧した電圧であるので

$$V_0 = \frac{R_2}{R_1 + R_2} V_1 \tag{3.24}$$

であり，図 (b) に示すように，抵抗 R_0 は抵抗 R_1 と R_2 の並列抵抗の合成で求

(a) 2 抵抗での分圧   (b) 並列抵抗の合成

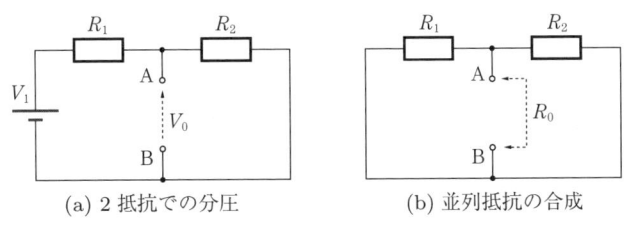

図 **3.14** 例題 3.4 の回路への鳳–テブナンの法則の適用

められるので

$$R_0 = \frac{R_1 R_2}{R_1 + R_2} \tag{3.25}$$

となる。したがって，電流 i_x は

$$i_x = \frac{\dfrac{R_2}{R_1+R_2}V_1}{\dfrac{R_1 R_2}{R_1+R_2} + R_x} = \frac{R_2}{R_1 R_2 + R_x(R_1+R_2)}V_1 \tag{3.26}$$

で与えられる。 ◇

3.1.3 ブリッジ回路とひずみゲージ

生体計測の分野だけでなく，広く計測分野でよく用いられ，計測回路，センサ回路の基本ともいえる回路に**ブリッジ回路**（bridge circuit または Wheatstone bridge）がある。この回路について考察してみよう。

図 **3.15** にブリッジ回路を示す。図に示されるように，四角形の 4 辺に抵抗 R_1, R_2, R_3, R_4 が配置され，相対する 2 頂点間に電池 V_0 を接続した場合に，残り 2 頂点間の電圧差 e を出力する回路である。次に示すように，ブリッジ回路を実際の計測に用いる場合には，4 つの抵抗のうち，1 つ，2 つ，3 つ，あるいは 4 つの抵抗値が微小に変化させ，その抵抗値の変化を電圧差 e の変化として記録するものである。

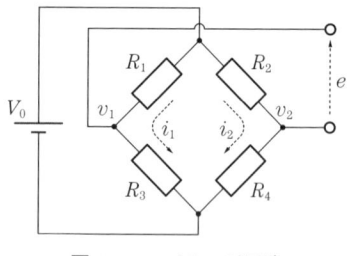

図 **3.15** ブリッジ回路

このブリッジ回路を理解するため，出力 E を入力電圧 V と 4 つの抵抗値で表してみよう。この回路で

$$\begin{cases} e = v_1 - v_2 \\ V_0 - i_1 R_1 - i_1 R_3 = 0 \\ v_1 = i_1 R_3 \\ V_0 - i_2 R_2 - i_2 R_4 = 0 \\ v_2 = i_2 R_4 \end{cases} \quad (3.27)$$

が成立するので，$v_1 = \dfrac{R_3}{R_1 + R_3} V_0$, $v_2 = \dfrac{R_4}{R_2 + R_4} V_0$ を得る．したがって，出力 e は式 (3.28) で与えられる．

$$e = \frac{R_2 R_3 - R_1 R_4}{(R_1 + R_3)(R_2 + R_4)} V_0 \quad (3.28)$$

さて，式 (3.29) に示すように，4 つの抵抗のうち，3 つが同じ抵抗値 R, 1 つが R より少し変化した場合を考える．

$$\begin{aligned} R_1 = R_2 = R_3 = R \\ R_4 = R(1+x) \end{aligned} \quad \text{ただし，} 0 \leqslant x \ll 1 \quad (3.29)$$

このとき，式 (3.28) より出力 E は

$$e = \frac{-x}{2(2+x)} V_0 \simeq -\frac{V_0}{4} x \quad (3.30)$$

となり，出力 e は抵抗値の変化率 x に比例する．ただし，x は十分小さいことが必要である．ところで，ブリッジ回路では，抵抗の微小変化を電圧の変化として計測する回路である．したがって，抵抗の微小変化を利用するシグナルコンディショナとしてブリッジ回路は利用される．ここでは，計測分野で最もよく用いられる抵抗の微小変化を利用したセンサとして，**ひずみゲージ**（strain gauge）を紹介しよう．

図 3.16 にひずみゲージの構造を示す．図に示されるように，プラスチックなどの薄い基板の上に，抵抗線が印刷されたものがひずみゲージである．抵抗線の印刷の仕方を見て明らかなように，図中の矢印方向の伸縮に対しては，抵抗線全体が大きく伸縮し，大きな抵抗変化を生じる．一方，図中の矢印に対して垂直方向の伸縮においては，抵抗線の長さの変化はほとんどない．実際の計

図 3.16 ひずみゲージの構造

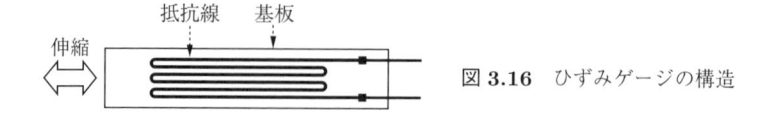

測に際しては，このひずみゲージを変形を測定したい部分に貼り付ける．なお，よく使われるひずみゲージの感度は，伸縮%換算で 0.1% 程度から数%の小さな変化の計測に用いられる．

図 3.17 はひずみゲージの応用として筆者がよく利用する**クリップゲージ** (clip gauge) である．左はアクリル板を U 字型に曲げて，U 字の頂点付近にひずみゲージを貼った簡便な力センサであり，手指のピンチ力計測，マウスの脚力計測に使用した．右は Ω 字形に曲げた柔らかい金属板の頂点付近にひずみゲージを貼った簡便な変位センサであり，脊椎靱帯の伸張測定，足部骨格アーチ構造の変形測定に使った．いずれも，計測対象，計測目的に応じて，計測現場で簡単に作ることができる．なお，ひずみが大きくなる位置にひずみゲージを貼ることがポイントである．

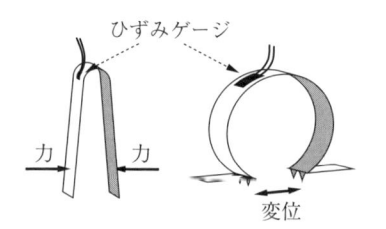

図 3.17 クリップゲージ

3.1.4 抵抗の交流応答

この節の最後として抵抗の交流応答について考えよう．図 3.18 に抵抗 R に交流電圧電源 $v(t) = V_0 \sin \omega t$ を接続した様子を示す．この抵抗 R を流れる電流 $i(t)$ は式 (3.1) のオームの法則を使って式 (3.31) で与えられる．

$$i(t) = \frac{v(t)}{R} = \frac{V_0}{R} \sin \omega t \tag{3.31}$$

また，抵抗 R で消費する電力 $p(t)$ は式 (3.32) で与えられる．

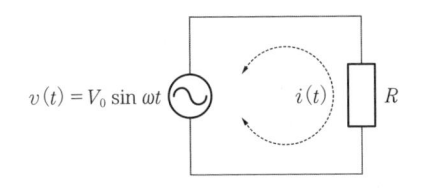

$$p(t) = i(t)\,v(t) = \frac{V_0^2}{R}\sin^2\omega t \tag{3.32}$$

図 **3.19** に電圧 $v(t)$，電流 $i(t)$，電力 $p(t)$ の時間変化を示した．ここで注目したいことは，電力 $p(t) \geqslant 0$ であることである．すなわち，抵抗は電力を消費するということである．

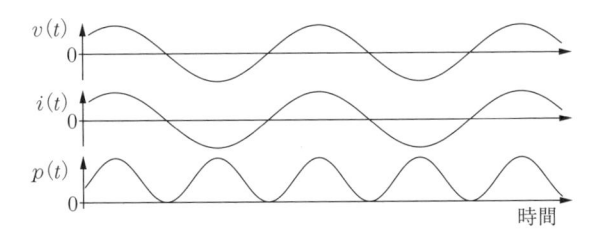

図 **3.19** 電圧 $v(t)$，電流 $i(t)$，電力 $p(t)$ の時間変化波形

3.2 コンデンサ

次に，コンデンサについて解説する．図 **3.20** に代表的なコンデンサを 3 種示す．図 (a) は**セラミックコンデンサ**（ceramic capacitor），図 (b) は**マイラコンデンサ**（polyester film capacitor），図 (c) は**電解コンデンサ**（electrolytic condenser）である．

コンデンサは基本的には金属が 2 枚相対する構造をしている．式 (3.33) で触れるコンデンサの**静電容量**（capacitance）を種々変化させるため，間にスチロール，ポリエステル，ポリプロピレン，テフロンなど，さまざまな**誘電体**（dielectric substance）を挟んでいる．また，大容量を実現するため，誘電体としてアルミニウム，タンタルの酸化皮膜を電極表面に形成させた電解コンデン

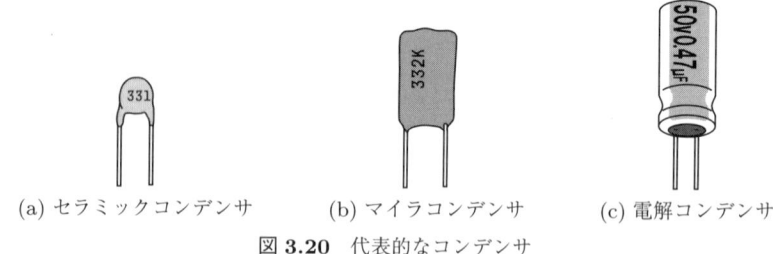

(a) セラミックコンデンサ　　(b) マイラコンデンサ　　(c) 電解コンデンサ

図 **3.20**　代表的なコンデンサ

サなどがある。なお，表面実装基板のための**チップコンデンサ**がある。外観はチップ抵抗とあまり差がないので，使用する場合には注意が必要である。

コンデンサの電気的な特性について考えよう。まず，図 **3.21** のコンデンサに加わる電圧 v と流れる電流 i の関係は式 (3.33) で与えられる。

$$i = C\frac{dv}{dt} \tag{3.33}$$

すなわち，コンデンサに加わる電圧の変化量 dv/dt に比例して電流 i が流れることになる。またはコンデンサに蓄積される**電荷** (electric charge) 量 q を使って，式 (3.34) で表されることも多い。ここに $q = \int i dt$，すなわちコンデンサに蓄積される電荷 q は流入する電流 i の総和，あるいは $i = dq/dt$，すなわちコンデンサを流れる電流 i はコンデンサ電荷 q の変化量である。

$$q = Cv \tag{3.34}$$

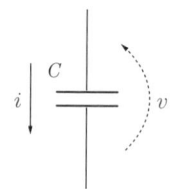

図 **3.21**　コンデンサの電圧と電流の関係

さて，係数 C は，式 (3.34) に明らかなように，コンデンサへの電荷蓄積能力を示している。この C を**キャパシタンス** (capacitance)，**静電容量**または**容量性リアクタンス** (capacitive reactance) と呼び，単位は〔F〕(ファラッド，farad) である。

抵抗の場合同様，図 3.22 の 2 つのコンデンサ C_1, C_2 を直列，並列に組み合わせた場合，**合成コンデンサ**の容量値 C は C_1, C_2 を用いて直列の場合は式 (3.35)，並列の場合は式 (3.36) で与えられる。どうしてこのような式で与えられるかは章末練習問題としたので，確認して欲しい。

$$（直列の場合）: \frac{1}{C} = \frac{1}{C_1} + \frac{1}{C_2} \tag{3.35}$$

$$（並列の場合）: C = C_1 + C_2 \tag{3.36}$$

(a) 直列結合　　　　　　　(b) 並列結合

図 3.22　コンデンサの合成

抵抗のときと同様，まずコンデンサの直流電圧に対する応答を解析しよう。図 3.23 にそのための回路を示す。この回路は直流電圧源 V_0，抵抗 R とコンデンサ C から構成され，間にスイッチ (switch) が設置されている。いま，このスイッチが off の状態で，コンデンサに電荷が貯まっていない ($e(0) = 0$) とすると，時刻 $t = 0$ でスイッチが on になって以降のコンデンサ両端に現れる電圧 $e(t)$ とコンデンサに流れ込む電流 $i(t)$ はキルヒホッフの電圧則ならびに式 (3.33) を使って式 (3.37) で与えられる。

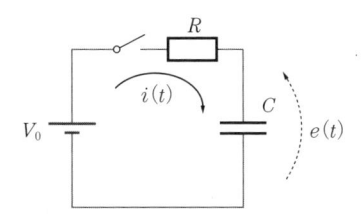

図 3.23　コンデンサと抵抗から成る回路の直流応答

$$\begin{cases} V_0 - i(t)R - e(t) = 0 \\ i(t) = C\dfrac{d}{dt}e(t) \end{cases} , \quad \text{ただし } t \geqslant 0 \tag{3.37}$$

この微分方程式を解いて

$$\begin{cases} e(t) = V_0\left\{1 - \exp\left(-\dfrac{t}{CR}\right)\right\} \\ i(t) = \dfrac{V_0}{R}\exp\left(-\dfrac{t}{CR}\right) \end{cases} \tag{3.38}$$

を得る。

　この電圧，電流の時間変化を図 **3.24** に示す。図に示されるように，コンデンサの電圧 $e(t)$ はスイッチが on になると指数関数的に増加し始め，時間とともに電池電圧 V_0 に漸近する。電流 $i(t)$ は，スイッチが on となった時点で最大の電流値 V_0/R を示し，コンデンサの電圧が上昇するに従って，やはり指数関数的に減少する。これは，スイッチが on になった時点で，コンデンサに電荷が貯まっておらず，電池の電圧 V_0 がそのまま抵抗 R にかかるため時刻 $t = 0$ において最大の電流値を示し，その後，コンデンサの電圧 $e(t)$ が上昇し，電池の電圧 V_0 に近づくに従って，抵抗 R にかかる電圧が減少するためだと説明できる。

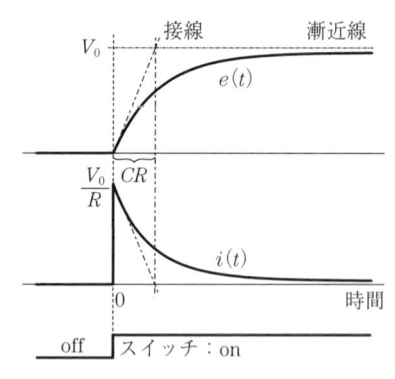

図 **3.24**　電圧 $e(t)$，電流 $i(t)$ の時間変化曲線（抵抗のある場合）

　ところで，図 3.24 の電圧 $e(t)$ の変化曲線において，$t = 0$ での $e(t)$ の接線と漸近線が交差するまでの時間 τ を計算すると，接線の傾きは $e'(0) = V_0/CR$ であるので，$\tau = CR$ となる。この τ が小さいほど，元の電圧 $e(t)$ は速く漸

近線に近づくことになり，τ は回路の応答性の指標となる．同様な操作を電流 $i(t)$ に施しても同じ値 τ を得ることができる．一般に $\exp(-t/\tau)$ の形で与えられる指数関数のパラメータ τ を**時定数**（time constant）と呼ぶ．

では，図 3.23 の回路で抵抗 R をなくした（$R=0$）図 **3.25** の回路ではどのようになるであろうか．前述の時定数 $\tau = CR$ を使うと，$\tau = 0$ となり，図 **3.26** のように，電圧 $e(t)$ はスイッチが on となった時点で瞬時に電池の電圧 V_0 になり，電流 $i(t)$ は理論上無限大の値を示す．実際には，抵抗 0 の電線は存在しないので，電流が無限大になることはないが，非常に高い電流値を示すことは間違いない．

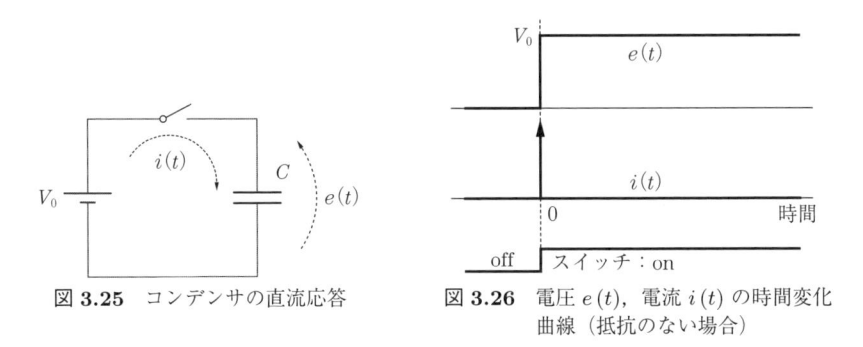

図 **3.25** コンデンサの直流応答

図 **3.26** 電圧 $e(t)$，電流 $i(t)$ の時間変化曲線（抵抗のない場合）

コンデンサの交流に対する応答を考えよう．図 **3.27** の回路はコンデンサ C に $\omega/2\pi$〔Hz〕の交流電圧電源 $v(t) = V_0 \sin \omega t$ をつないだ状態を示す．コンデンサを流れる電流 $i(t)$，ならびにコンデンサで消費する電力 $p(t) = i(t)v(t)$ を求めてみよう．コンデンサの電流と電圧の関係を与える式 (3.33) を使い

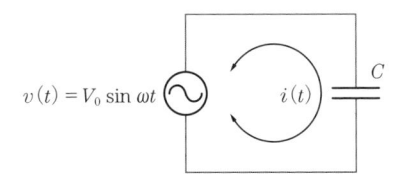

図 **3.27** コンデンサの交流応答

$$\begin{cases} i(t) = C\dfrac{dv(t)}{dt} = C\dfrac{d}{dt}(V_0 \sin\omega t) = \omega C V_0 \cos\omega t \\ p(t) = \omega C V_0 \cos\omega t \cdot V_0 \sin\omega t = \dfrac{\omega C V_0^2}{2}\sin 2\omega t \end{cases} \quad (3.39)$$

を得る。

図 **3.28** に電圧 $v(t) = V_0 \sin\omega t$, 電流 $i(t)$, 電力 $p(t)$ の時間変化波形を示す。図に示されるように，コンデンサの場合，電流 $i(t)$ は電圧 $v(t)$ より $\pi/2$ 進む。また，電力 $p(t)$ に関しては，正と負が交互に現れることになり，電力を 1 周期にわたって積分すると 0 となる。すなわち，コンデンサは電力を消費しないということになる。

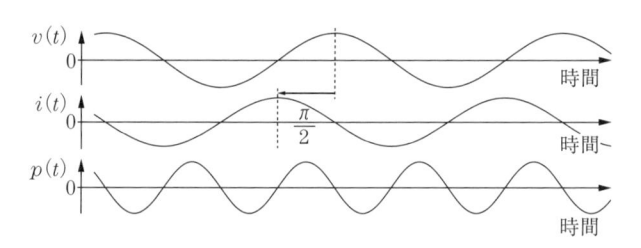

図 3.28 電圧 $v(t) = V_0 \sin\omega t$, 電流 $i(t)$, 電力 $p(t)$ の時間変化波形

3.3 コ イ ル

受動素子の最後としてコイルについて解説する。図 **3.29** に 2 種のコイルを示す。コイルは電線をコイル状に巻いたものであり，巻き数，芯の形状，材質によってさまざまな種類がある。ただ，生体医工学の分野ではコイルを使用するチャンスはあまりない。筆者の経験したのは，**変圧器**としての利用以外には，**機能的電気刺激**において，電池から高い電圧を取り出すため，電源 IC を使用するに際して，コイルの使用が指定されている場合，そして，動物実験の体内に電力を供給するため，動物体表に感染の恐れのないようにトランスを形成する，**皮膚トンネル法**の 3 例だけであった。

3.3 コイル

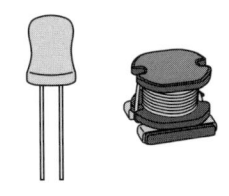

図 3.29 さまざまなコイル

さて，図 3.30 のコイルに加わる電圧 v と流れる電流 i の関係は式 (3.40) で与えられる。

$$v = L\frac{di}{dt} \left(\text{または } i = \frac{1}{L}\int vdt \right) \tag{3.40}$$

すなわち，コイルを流れる電流の変化量 di/dt に比例して，コイル両端に電圧差 v が出現することになる。係数 L を**インダクタンス**（inductance），または**誘導性リアクタンス**（inductive reactance）と呼び，単位は〔H〕（ヘンリー，henry）である。

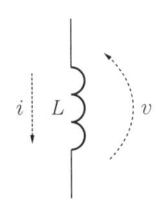

図 3.30 コイルに加わる電圧と電流の関係

コーヒーブレイク

コイルを用いた電圧の昇圧

2.2 節に示した機能的電気刺激装置を作成する場合，電池の持つ低い電圧から高い電圧を作り出す必要が生じる場合がある。図 4 が最も簡単な昇圧回路である。図に示されるように電流値 I_0 の定電流源をコイル L につなぎ，スイッチを on にすると，電流が 0 から急に I_0 に変化するため，式 (3.40) を用いると，その微分値 di/dt は非常に大きな値をとるはずである。そのため，コイル両端に現れる電圧 v は一瞬，非常に大きな電圧となるであろう。これがコイルを用いた昇圧の基本原理である。具体的な回路は省略するが，生体医工学では，高い電圧を作りだすためにコイルが使用される。

図4　最も簡単な昇圧回路

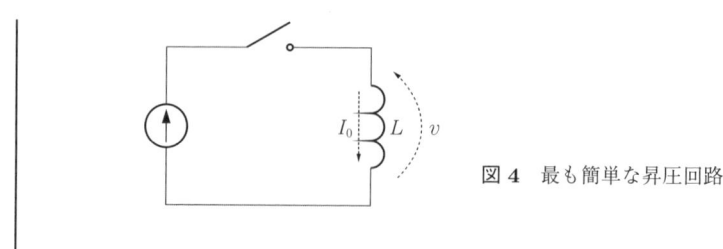

次に，**変圧器**（transformer，トランス）について解説する。図 **3.31** (a) に変圧器の動作原理を，図 (b) に変圧器の記号を示す。変圧器の名称が示すように，電圧を昇圧あるいは降圧するために使用される。図 (a) に示すように，変圧器は透磁率の大きなケイ素鋼板で作られた**鉄心**に電線を巻き付けた構造をしている。いま，巻数 N_1 の 1 次巻線に振幅 V_1 の交流電圧をかけると，電磁誘導によって鉄心内に交番磁束が発生する。この磁束が再び電磁誘導によって，巻数 N_2 の 2 次巻線に振幅 V_2 の交流電圧を発生させる。巻数と電圧の関係は

$$\frac{V_2}{V_1} = \frac{N_2}{N_1} \tag{3.41}$$

の関係がある。

(a) 変圧器の動作原理　　(b) 変圧器の記号

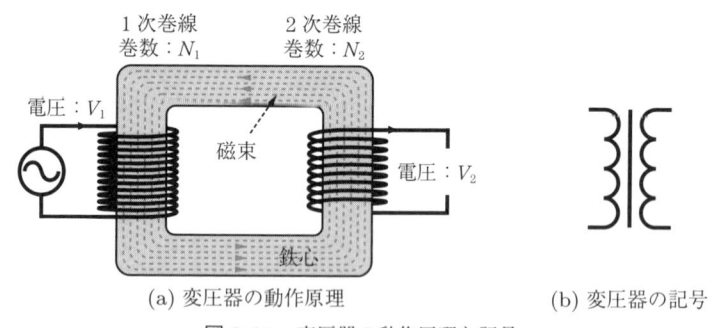

図 3.31　変圧器の動作原理と記号

コーヒーブレイク

皮膚トンネル

図 **5** に皮膚トンネルの概要とその形成方法を示した。図 (b) 左に示すように，まず皮膚表面に 2 本の切開を入れ，間の帯を持ち上げる。図 (b) に示すように，

2 次コイルを挟み，これを巻き込むように，切開 A と B の対応部分を縫い合わせると，図 (a) に示すように，2 次コイルの中心に穴の開いた構造を作り出すことができ，傷口がすべて塞がれているので，感染の危険はない。1 次コイルを巻いたトロイダルコアをこの穴を通すように置けば，効率よく電力を送り込むことができる。

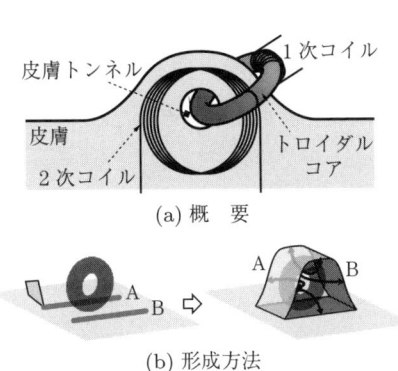

(a) 概　要

(b) 形成方法

図 5　皮膚トンネルの概要と形成方法

抵抗やコンデンサと同様，図 **3.32** の 2 つのコイル L_1，L_2 を直列，並列に組み合わせた場合，**合成コイル**のインダクタンス L は L_1，L_2 を用いて直列の場合は式 (3.42)，並列の場合は式 (3.43) で与えられる。この証明については章末練習問題としたので，各自考えて欲しい。

$$（直列の場合）：L = L_1 + L_2 \tag{3.42}$$

$$（並列の場合）：\frac{1}{L} = \frac{1}{L_1} + \frac{1}{L_2} \tag{3.43}$$

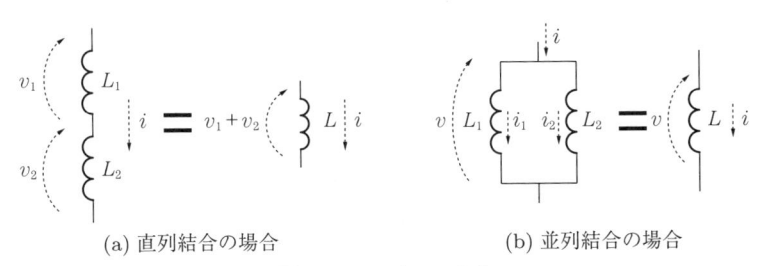

(a) 直列結合の場合　　(b) 並列結合の場合

図 **3.32**　コイルの合成

3.4 複素インピーダンス

さて,以上に示したように,回路にコンデンサ,コイルが入ると,回路の解析は複雑になる。例えば,図 **3.33** に示すような抵抗 R,コンデンサ C,コイル L から構成される回路に交流電源 $v(t) = V_0 \sin \omega t$ をつないだ際に回路を流れる電流 $i(t)$ を求める問題を考えよう。そのためにこれまで同様,キルヒホッフの電圧則を適用し

$$V_0 \sin \omega t - L \frac{d}{dt} i(t) - \frac{1}{C} \int i(t) \, dt - R i(t) = 0 \tag{3.44}$$

を得る。この微分方程式を解くことで,$i(t)$ を求めることができる。

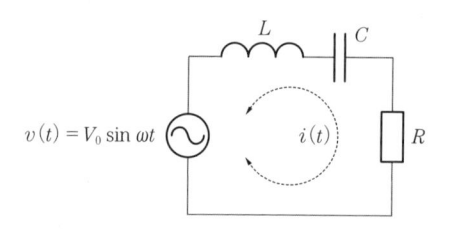

図 **3.33** 抵抗 R,コンデンサ C,コイル L から構成される回路の交流電源に対する応答

しかし,式 (3.44) は微分方程式に関する高度な知識が必要であり,図のような簡単な回路でも解析は難しく,さらに複雑な回路を解析することは並大抵ではない。そこで考え出されたのが**複素インピーダンス**(complex impedance)である。その基本的な考え方を一言で説明するならば,「回路の入力電圧が角周波数 ω の単振動波形である以上,電流あるいは抵抗両端に発生する電圧など,回路の種々の部分に現れる波形は位相はずれるかもしれないが,同じ角周波数の単振動波形に違いない」である。このことを使って式 (3.44) を解いてみよう。式 (3.44) の解 $i(t)$ は

$$i(t) = a \sin \omega t + b \cos \omega t \tag{3.45}$$

と表されると考え,係数 a, b を求める。そのため式 (3.45) を式 (3.44) に代入,整理して

$$\left(V_0+b\omega L-\frac{b}{\omega C}-aR\right)\sin\omega t+\left(-a\omega L+\frac{a}{\omega C}-bR\right)\cos\omega t=0 \quad (3.46)$$

を得る．この式が任意の時刻 t で成立するためには，$\sin\omega t$, $\cos\omega t$ の係数がともに 0 とならなければならないことから

$$\begin{cases} V_0 + b\omega L - \dfrac{b}{\omega C} - aR = 0 \\ -a\omega L + \dfrac{a}{\omega C} - bR = 0 \end{cases} \quad (3.47)$$

が成立する．この連立方程式を a, b について解き

$$\begin{cases} a = \dfrac{R}{X^2+R^2}V_0 \\ b = -\dfrac{X}{X^2+R^2}V_0 \end{cases} \quad (3.48)$$

を得る．ここに，$X = \omega L - \dfrac{1}{\omega C}$ である．すなわち，解は

$$i(t) = \frac{R}{X^2+R^2}V_0\sin\omega t - \frac{X}{X^2+R^2}V_0\cos\omega t \quad (3.49)$$

または

$$\begin{cases} i(t) = \dfrac{V_0}{\sqrt{X^2+R^2}}\sin(\omega t + \theta) \\ \theta = \tan^{-1}\left(-\dfrac{X}{R}\right) \end{cases} \quad (3.50)$$

となる．

図 **3.34** (a) は横軸を sin 軸，縦軸を cos 軸とし，この回路の入力である $v(t) = V_0\sin\omega t$ と，出力である $i(t) = \left(V_0\big/\sqrt{X^2+R^2}\right)\sin(\omega t + \theta)$ の関係を示したものである．図に示されるように，横軸を sin 軸，縦軸を cos 軸とすることで，入力と出力の振幅の関係，位相の関係を可視化できる．

さて，三角関数を導入することで，微積分の計算を伴う電子回路の解析が容易になることがわかったかと思う．しかし，三角関数を使っている限り，計算が煩雑である感は否めない．もっと簡単な方法はないか？その答えが複素数を使う方法である．

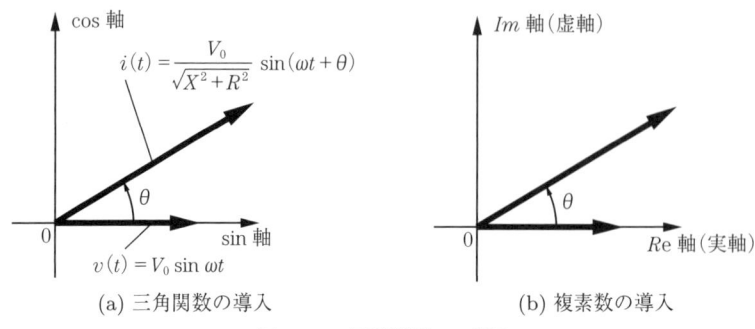

(a) 三角関数の導入 　　　　　　　　(b) 複素数の導入

図 **3.34**　回路解析への導入

図 (a) を再度眺めて欲しい。この図 (a) の sin 軸を図 (b) の複素数の実軸に，cos 軸を虚軸にとると，複素数でも同様な関係が成り立ちそうである。実際，回路の解析に複素数を導入することで，微積分方程式が簡単な代数方程式に変わる。そのことを次に示そう。

複素数を用いた回路解析の準備として，複素数を導入することによって微分，積分がどのように計算されるのかを確かめよう。

$$\frac{d}{dt}(a\sin\omega t) = \omega a\cos\omega t \Rightarrow j\omega(a) \tag{3.51}$$

より，実軸上の点 a で表される信号は微分すると，虚軸上の点 $j\omega(a)$ に移る。

$$\frac{d}{dt}(b\cos\omega t) = -\omega b\sin\omega t \Rightarrow j\omega(jb) \tag{3.52}$$

より，虚軸上の点 jb で表される信号は微分すると，実軸上の点 $j\omega(jb)$ に移る。式 (3.51)，式 (3.52) より，時間の世界で微分 d/dt することは，複素数の世界では倍 $j\omega$ することに等しい。

$$\int a\sin\omega t dt = -\frac{a}{\omega}\cos\omega t \Rightarrow \frac{1}{j\omega}(ja) \tag{3.53}$$

より，実軸上の点 a で表される信号を積分すると，虚軸上の点 $(1/j\omega)(ja)$ に移る。

$$\int b\cos\omega t dt = \frac{b}{\omega}\sin\omega t \Rightarrow \frac{1}{j\omega}(jb) \tag{3.54}$$

より，虚軸上の点 jb で表される信号を積分すると，虚軸上の点 $(1/j\omega)(jb)$ に

移る。式 (3.53), 式 (3.54) より, 時間の世界で積分 $\int dt$ することは, 複素数の世界では $1/j\omega$ 倍することに等しい。

このように, 実際の時間の世界で電子回路に起きる現象を, 複素数を導入することにより, 周波数の世界での演算に置き換えることができる。これを複素インピーダンス法†という。

以上の時間の世界における演算と複素数（周波数）の世界の関係は**表 3.1** にまとめることができる。

表 3.1 複素インピーダンス法

時間の世界	周波数の世界
$a\sin\omega t$	実軸上の a
$b\cos\omega t$	虚軸上の b
$\dfrac{d}{dt}$	$j\omega$ 倍
$\int dt$	$\dfrac{1}{j\omega}$ 倍
$i(t) = I_r\sin\omega t + I_i\cos\omega t$	$I(\omega) = I_r + jI_i$
$v(t) = V_r\sin\omega t + V_i\cos\omega t$	$V(\omega) = V_r + jV_i$

ただし, 複素インピーダンスを使用する場合の条件がある。すなわち, これまでの説明で明らかなように, 入力電圧が角周波数 ω の単振動波形であれば, 回路の種々の部分に現れる波形はいずれも角周波数 ω の単振動波形である。そのため, 複素インピーダンスは基本的に定常状態での回路の解析に用いることになり, また, 回路中に非線形な素子が入る場合は, 解析に注意が必要となる。

例えば, 回路中の 1 つの増幅器の出力が電源電圧付近で飽和しているような場合には, 複素インピーダンスの解析結果と異なることに注意する必要がある。また, 制御工学などで, ラプラス変換を学んだ読者は, この複素インピーダンスの $j\omega$ の項がラプラス演算子 s と同じ意味を有することに気付くだろう。

では, 周波数の世界では抵抗, コンデンサ, コイルはどのように表現されるのかについて考えよう。**図 3.35** の上段の時間の世界において, 抵抗, コンデン

---

† **記号演算法**と呼ばれる場合もある。

52   3. 基礎電子回路

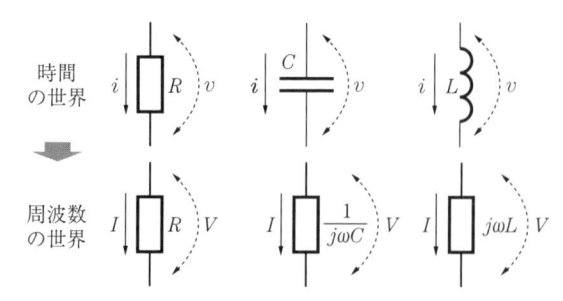

図 3.35 複素インピーダンス法における抵抗，コンデンサ，コイルの表現法

サ，コイルの各々における電圧と電流の関係は式 (3.55) のように与えられる．

$$\begin{cases} i = \dfrac{v}{R} & \text{(抵抗)} \\ i = C\dfrac{dv}{dt} & \text{(コンデンサ)} \\ i = \dfrac{1}{L}\displaystyle\int v\,dt & \text{(コイル)} \end{cases} \quad (3.55)$$

表 3.1 の演算子法の規則に従って周波数の世界に変換し，式 (3.56) を得る．

$$\begin{cases} I = \dfrac{V}{R} & \text{(抵抗)} \\ I = \dfrac{V}{\dfrac{1}{j\omega C}} & \text{(コンデンサ)} \\ I = j\omega L V & \text{(コイル)} \end{cases} \quad (3.56)$$

すなわち，図の下段に示すように，周波数の世界ではコンデンサは抵抗値 $1/j\omega C$ の抵抗，コイルは抵抗値 $j\omega L$ の抵抗と見なせることになる．そのため，周波数の世界ではコンデンサ，コイルも抵抗として取り扱うことができ，これをインピーダンスと呼ぶ．単位は抵抗と同じく，Ω（オーム，ohm）である．

コーヒーブレイク

コンデンサ，コイルが含まれる回路動作を簡単に理解する方法

式 (3.56) に示されるように，コンデンサ，コイルのインピーダンスは周波数依存性がある．すなわち，低周波（小さな ω）に対しては，コンデンサのインピー

ダンスは高く，コイルのインピーダンスは低い。逆に高周波（大きな ω）に対しては，コンデンサのインピーダンスは低く，コイルのインピーダンスは高い。この性質を利用すれば，図 6 に示すように，複雑な回路も，低周波に対しては，コンデンサはその点を切断，コイルは短絡することができ，高周波に対しては，反対にコンデンサは短絡，コイルは切断することで，大まかな回路の動作を推測することができる。

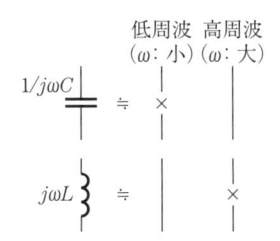

図 6　低周波，高周波に対するコンデンサ，コイルの等価回路

例えば，図 7 左の回路を高周波と低周波に分けて考えると，右に示すように，この回路が低周波を通し，高周波を通さないローパスフィルタとして動作することが容易に理解できる。

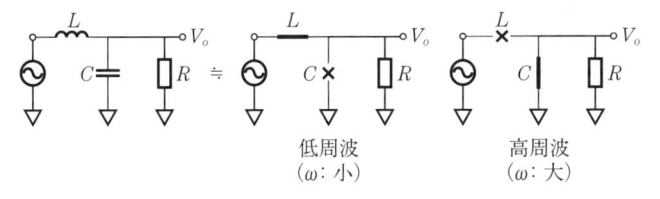

図 7　低周波，高周波に対する等価回路

例題 3.5　図 3.33 の回路を複素インピーダンス法を用いて解け。

【解答】　図 3.35，表 3.1 に従って，図 3.33 の時間の世界の回路を図 3.36 の周波数の世界の回路に書き換える。すなわち，周波数の世界では，電源 $v(t)$ はその振幅だけが重要になるので，その振幅を電圧とする電池に，コンデンサ，コイルも抵抗値 $1/j\omega C$，$j\omega L$ の抵抗に置き換えることができる。求めたい電流 $i(t)$ も $I(\omega)$ に置き換えた。この複素インピーダンスに置き換えた結果，抵抗と電池から構成される回路となり

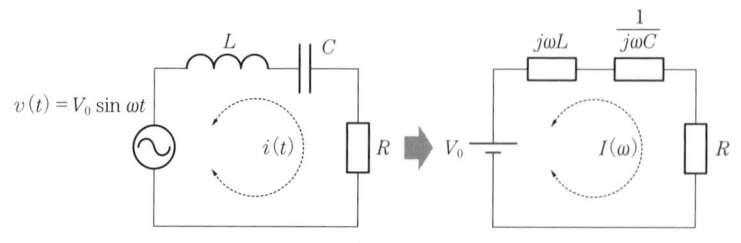

図 **3.36** 周波数の世界に書き換えた回路

$$V_0 - j\omega L I(\omega) - \frac{1}{j\omega C} I(\omega) - RI(\omega) = 0 \tag{3.57}$$

が成立する。したがって

$$I(\omega) = \frac{V_0}{R + j\omega L + \dfrac{1}{j\omega C}} \tag{3.58}$$

となる。この結果を求めたい電流 $i(t)$ に変換するためには，$I(\omega) = I_{Re}(\omega) + jI_{Im}(\omega)$ のように，（実部）$+ j$（虚部）に変形する必要がある。

$$I(\omega) = \frac{V_0}{R + j\omega L + \dfrac{1}{j\omega C}} = \frac{V_0}{R + j\left(\omega L - \dfrac{1}{\omega C}\right)} \tag{3.59}$$

ここに，$\omega L - 1/\omega C = X$ とおくと

$$I(\omega) = \frac{V_0}{R + jX} = \frac{R}{R^2 + X^2} V_0 + j\frac{-X}{R^2 + X^2} V_0 \tag{3.60}$$

となる。したがって，時間の世界に戻すと

$$I(t) = \frac{R}{R^2 + X^2} V_0 \sin\omega t - \frac{X}{R^2 + X^2} V_0 \cos\omega t \tag{3.61}$$

を得る。すなわち

$$\begin{cases} I(t) = \dfrac{V_0}{\sqrt{R^2 + X^2}} \sin(\omega t + \theta) \\ \theta = \tan^{-1}\left(-\dfrac{X}{R}\right) \end{cases}, \quad \text{ただし } X = \omega L - \frac{1}{\omega C} \tag{3.62}$$

である。 ◇

コーヒーブレイク

電子回路の用語と単位

電子回路の用語と単位の呼称は多数あり，よく混乱するので，図8にまとめた。図に示されるように，複素数で表されるインピーダンス（impedance）の実部をレジスタンス（resistance），虚部を**リアクタンス**（reactance）と呼ぶ。単位は〔Ω〕である。リアクタンスは**容量性リアクタンス**（capacitive reactance）と誘導性リアクタンス（inductive reactance）によって構成されており，容量性リアクタンスは**キャパシタンス**（capacitance，単位は〔F〕）により，誘導性リアクタンスはインダクタンス（inductance，単位は〔H〕）によって構成される。

また，インピーダンスの逆数を**アドミタンス**（admittance），レジスタンスの逆を**コンダクタンス**（conductance），リアクタンスの逆数を**サセプタンス**（susceptance）という。単位はいずれも〔S〕である。

$$Z = R + jX$$
インピーダンス〔Ω〕　レジスタンス〔Ω〕　リアクタンス〔Ω〕

jX
- 容量性リアクタンス〔Ω〕　$1/j\omega C$　C：キャパシタンス〔F〕
- 誘導性リアクタンス〔Ω〕　$j\omega L$　L：インダクタンス〔H〕

$$Y = G + jB$$
アドミタンス〔S〕　コンダクタンス〔S〕　サセプタンス〔S〕

図8 インピーダンスとアドミタンス

例題 3.6 図 3.37 左に Twin-T ノッチフィルタ回路（notch filter）を示す。この回路入出力特性

$$G(\omega) = \frac{V_o(\omega)}{V_i(\omega)}$$

を求めよ。なお，この $G(\omega)$ を複素ゲイン（complex gain）と呼ぶ。

56   3. 基礎電子回路

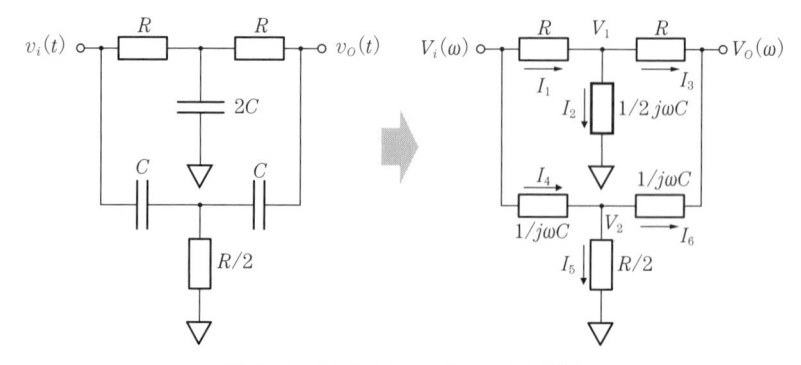

図 3.37 Twin-T ノッチフィルタ回路

【解答】 図 3.37 右に周波数の世界に変換した回路を示す。この回路において，キルヒホッフの電流則より

$$\begin{cases} I_1 = I_2 + I_3 \\ I_4 = I_5 + I_6 \\ I_3 = -I_6 \end{cases} \tag{3.63}$$

が成立する。また，各々の電流は

$$\begin{cases} I_1 = \dfrac{V_i - V_1}{R} \\ I_2 = \dfrac{V_1}{\dfrac{1}{2}j\omega C} \\ I_3 = \dfrac{V_1 - V_o}{R} \\ I_4 = \dfrac{V_i - V_2}{\dfrac{1}{j\omega C}} \\ I_5 = \dfrac{V_2}{\dfrac{R}{2}} \\ I_6 = \dfrac{V_2 - V_o}{\dfrac{1}{j\omega C}} \end{cases} \tag{3.64}$$

である。したがって，$G(\omega) = V_o(\omega)/V_i(\omega)$ は

$$\frac{V_o}{V_i} = \frac{1}{1 + j\dfrac{4\omega CR}{1 - \omega^2 C^2 R^2}} \tag{3.65}$$

となる。したがって

$$20\log_{10}|G(\omega)| = 20\log_{10}\frac{1}{\sqrt{1+\dfrac{16}{\left(\dfrac{1}{\omega CR}-\omega CR\right)^2}}} \quad (3.66)$$

を得る。この周波数特性は

$\omega CR \ll 1$ のとき，すなわち，$\omega \ll 1/CR$ のとき

$$20\log_{10}|G(\omega)| = 20\log_{10}\frac{1}{\sqrt{1+\dfrac{16}{\left(\dfrac{1}{\omega CR}-\omega CR\right)^2}}} \cong 0 \quad (3.67)$$

$\omega CR \gg 1$ のとき，すなわち，$\omega \gg 1/CR$ のとき

$$20\log_{10}|G(\omega)| = 20\log_{10}\frac{1}{\sqrt{1+\dfrac{16}{\left(\dfrac{1}{\omega CR}-\omega CR\right)^2}}} \cong 0 \quad (3.68)$$

$\omega CR = 1$ のとき，すなわち，$\omega = 1/CR$ のとき

$$20\log_{10}|G(\omega)| = 20\log_{10}0 \cong -\infty \quad (3.69)$$

以上より，この回路の周波数特性は図 **3.38** に示すように描ける。この回路は特定の周波数 $\omega = 1/CR$ のみをカットするノッチフィルタとして機能する。

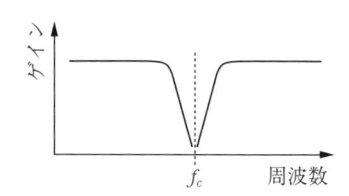

図 **3.38** Twin-T ノッチフィルタ回路の周波数特性

◇

章 末 問 題

【1】 抵抗の種類，材質，形状，抵抗値の読み方などを調べよ．

【2】 図 3.4 の抵抗値 R_1，R_2 の 2 つの抵抗を直列，並列に接続した場合の合成抵抗値を求める式 (3.10) を証明せよ．

【3】 図 3.39 は **R-2R ラダー回路** と呼ばれる重要な回路である．i_1 i_8 の電流を i_0 で表し，その間に成立する関係を示せ．

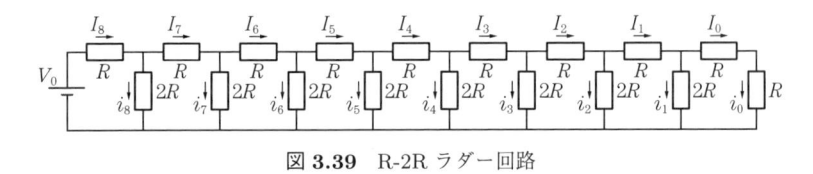

図 3.39 R-2R ラダー回路

【4】 鳳–テブナンの法則を証明せよ．

【5】 図 3.40 の回路で，抵抗 R_5 を通る電流 i_5 を求めよ．

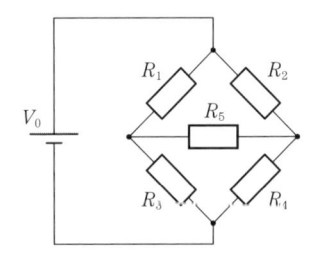

図 3.40 章末問題【5】の回路

【6】 コンデンサの種類，形状，容量値の読み方などを調べよ．

【7】 図 3.22 の 2 つのコンデンサ C_1，C_2 を直列，並列に組み合わせた場合の合成コンデンサの容量値がそれぞれ式 (3.35)，式 (3.36) で与えられることを示せ．

【8】 式 (3.37) の解が式 (3.38) となることを示せ．

【9】 コイルの種類，形状，数値の読み方などを調べよ．

【10】 図 3.32 の 2 つのコイル L_1，L_2 を直列，並列に組み合わせた場合の合成コイルの容量値がそれぞれ式 (3.42)，式 (3.43) で与えられることを示せ．

4 生体計測のための電子回路

OPアンプが出現するまで，アナログ回路を設計するためには，トランジスタに関する深い知識と経験が必要であった．しかし，OPアンプの出現によって，理論的な回路の設計が可能となった[†1]．本章ではOPアンプを用いたアナログ回路の設計法と，生体計測でよく使用する回路について説明する．

4.1　OPアンプとは

OPアンプとは**演算増幅器**（operational amplifier）の通称であり，図4.1 (a)に示すように，多数のトランジスタから構成されたICの形で市販されている[†2]．図 (b) はOPアンプの記号であり，図 (c) はICの基本的なピン配置である．ピン8は種類によって変わるが，その他のピン配置は各社共通である．図 (c) に示すように，OPアンプを動かすためにはプラス電源（Vcc$_+$）とマイナス電源（Vcc$_-$）の2つを用意する必要がある．入力はプラス入力（in$_+$，ピン3）とマイナス入力（in$_-$，ピン2）の2つがあり，出力（out，ピン6）は1つである．ピン1とピン5は出力のオフセット（offset）[†3]を調節するために用意されている．

図4.2に示すように，OPアンプの2つの入力端子に加わる電圧 v_{in+}, v_{in-}

[†1] ディジタル回路は理論，アナログ回路は経験とよくいう．ディジタル回路に比してアナログ回路の設計にはまだまだ経験が必要である．
[†2] 多数のトランジスタで構成されているにもかかわらず，価格はトランジスタ1個程度である．
[†3] OPアンプの2つの入力端子をともにグラウンド（0 V）に落とすと，出力端子には0 Vがでるはずであるが，実際には電圧は0 Vではない．これをオフセット電圧という．

4. 生体計測のための電子回路

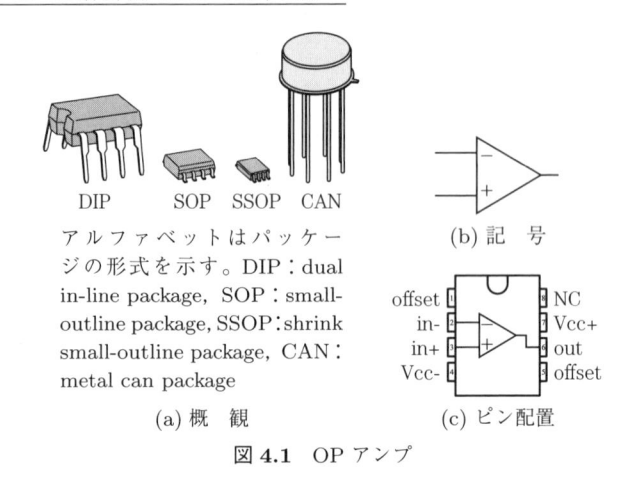

DIP　SOP　SSOP　CAN

アルファベットはパッケージの形式を示す。DIP：dual in-line package，SOP：small-outline package，SSOP：shrink small-outline package，CAN：metal can package

(a) 概　観

(b) 記　号

offset　NC
in-　Vcc+
in+　out
Vcc-　offset

(c) ピン配置

図 4.1　OP アンプ

と，出力端子に現れる電圧 v_{out} の間には式 (4.1) の関係がある。

$$v_{out} = A\left(v_{in+} - v_{in-}\right) \tag{4.1}$$

ここに，A は OP アンプの増幅率であり，通常は $A > 10\,000$ の非常に高い増幅率を有している。

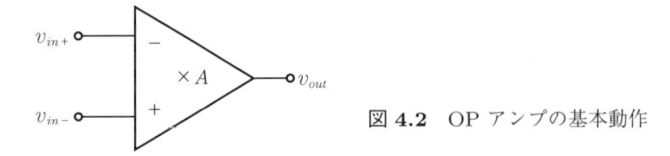

図 4.2　OP アンプの基本動作

さて，この OP アンプに抵抗，コンデンサを組み合わせることによって種々の機能が実現する。その前に理想 OP アンプについて説明する。理想 OP アンプとは，種々の機能回路の設計の基本となる機能を具備した OP アンプのことであり，メーカはこの理想 OP アンプに近づけようと，努力を続けている。表 4.1 ならびに図 4.3 に理想 OP アンプの条件をまとめた。

さて，以上の理想 OP アンプについて，いくつかの回路を設計してみよう。なお，以降の回路では電源に関する配線を省いているが，設計通りに動作させるためには電源に接続する必要があることを忘れないで欲しい。

表 4.1 理想 OP アンプの条件

特　性	記号	値	備　考
差動利得	A_d	∞	式 (4.1) の A に相当
同相利得	A_c	0	2 つの入力端子に同じ信号を入力した場合のゲイン
同相弁別比	CMRR	∞	Common Mode Rejection Ratio $= A_d/A_c$
入力インピーダンス	Z_{in}	∞	2 つの入力に電流は流れ込まない
出力インピーダンス	Z_{out}	0	出力にどのような負荷を接続しても出力電圧は変化しない
周波数帯域	f	$0\sim\infty$ [Hz]	どのような周波数の信号も同様に増幅する
内部雑音		0	OP アンプは雑音を発生しない
出力電圧範囲	V_{out}	$\pm V_{cc}$ 範囲	± 電源範囲内をフルスイングする

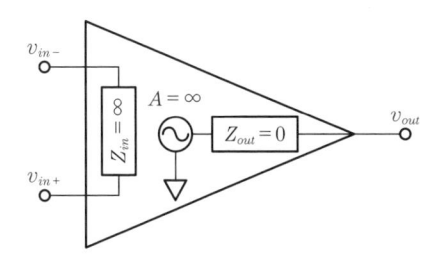

図 4.3　理想 OP アンプの条件

例題 4.1　図 4.4 の回路の入出力電圧の関係を求めよ。この回路を**反転増幅器**（inverting amplifier）と呼ぶ。

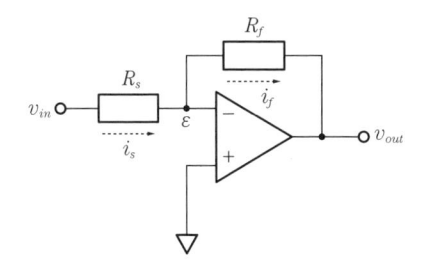

図 4.4　反転増幅器

【解答】　図 4.4 の回路において，OP アンプのマイナス入力の電圧を ε とすると，抵抗 R_s, R_f を流れる電流 i_s, i_f は

$$i_s = \frac{v_{in} - \varepsilon}{R_s},\ i_f = \frac{\varepsilon - v_{out}}{R_f} \tag{4.2}$$

で与えられる．また，OPアンプのプラス入力がグラウンドに接続されていることから，式(4.1)のOPアンプの入出力関係より

$$v_{out} = A(0 - \varepsilon) \tag{4.3}$$

となる．ここで，表4.1の理想OPアンプの条件を使うと，OPアンプに電流が流れ込まないことから

$$i_s = i_f \tag{4.4}$$

であり，式(4.3)を $\varepsilon = -v_{out}/A$ に変形し，理想OPアンプのゲイン $A \to \infty$ を考慮すると

$$\varepsilon = -\frac{v_{out}}{A} \to 0 \tag{4.5}$$

式(4.2)において，以上の $\varepsilon = 0$，式(4.4)の $i_s = i_f$ を考慮すると

$$\frac{v_{in}}{R_s} = \frac{-v_{out}}{R_f} \tag{4.6}$$

となり

$$v_{out} = -\frac{R_f}{R_s} v_{in} \tag{4.7}$$

を得る．このように，図4.4の回路は入力電圧を反転させて，さらに R_f/R_s 倍に増幅した信号を出力するので反転増幅器と呼ぶ． ◇

さらにOPアンプ回路の設計を簡単化しよう．まず，式(4.1)に示したOPアンプ回路の基本動作を与える式を式(4.8)に変形し

$$\frac{v_{out}}{A} = v_{in+} - v_{in-} \tag{4.8}$$

理想OPアンプのゲイン $A \to \infty$ を考慮すると

$$\frac{v_{out}}{A} = v_{in+} - v_{in-} \to 0 \tag{4.9}$$

を得る．すなわち，OPアンプ回路が後述の条件を満たしている限りにおいては，2つの入力 v_{in+} と v_{in-} はあたかもショート（短絡）しているかのように振る舞う．このことを**バーチャルショート**（virtual short）と呼ぶ．また，先の例題同様，OPの入力端子に電流が流れ込む，あるいは流れ出すことはない．以上の2点を利用すると，OPアンプ回路は容易に理解できる．

4.1 OPアンプとは

ところで，図 4.4 の反転増幅器には電源に関する記述がない。電源も追加した回路を図 4.5 (a) に示そう。この回路の入出力電圧の関係は式 (4.7) に示した通り $v_{out} = -(R_f/R_s)v_{in}$ である。では，この OP アンプの電源電圧を変化させた場合，どうなるであろうか。例えば，±電源の両方が用意できず，図 (b) に示すように，$+V_{cc} = 5\,\text{V}$，$-V_{cc} = 0\,\text{V}$ のように，片電源で駆動した場合である。この場合も式 (4.7) は成立する。

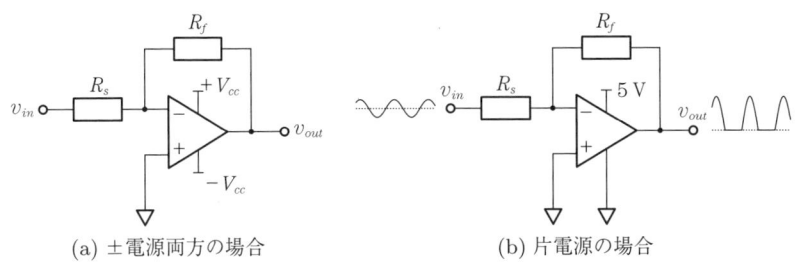

(a) ±電源両方の場合 (b) 片電源の場合

図 4.5　電源も追加した反転増幅器

ただし，表 4.1 にも記したように，OP アンプの出力電圧は電源電圧の範囲を超えることはできないので，図中に示すように，正負に振れる正弦波を入力すると，正の部分だけが増幅された波形を出力することとなる。いずれにしても，理論上は OP アンプの入出力関係は電源電圧に依存しない。実際の OP アンプは電源電圧に近づくにつれて出力電圧がひずむので，図の回路を整流回路として用いることには問題がある。また，電源電圧に交流電源が使えるわけではない。実際には電源電圧のゆらぎは，出力電圧のゆらぎ雑音となる。

コーヒーブレイク

ネガティブフィードバック

図 9 の回路と先の図 4.4 の反転増幅器を見比べて欲しい。これらは同じ回路ではない。OP アンプのプラス入力とマイナス入力を逆にしている。この回路の動作を検討してみよう。

この回路において，OP アンプのマイナス入力の電圧をとすると，OP アンプに電流が流れ込まないことから，抵抗 R_s，R_f を流れる電流 i_s，i_f は等しい。そのため

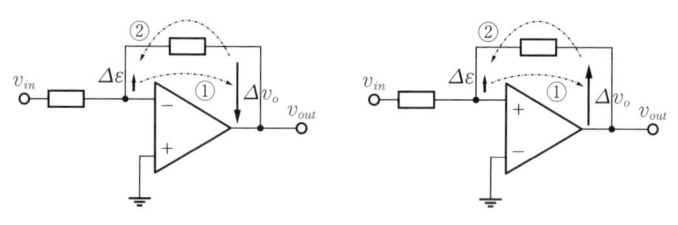

(a) ネガティブフィードバック回路　(b) ポジティブフィードバック回路

図 9　フィードバック回路

$$\frac{v_{in} - \varepsilon}{R_s} = \frac{\varepsilon - v_{out}}{R_f} \tag{1}$$

が成立する．また，式 (4.1) の OP アンプの入出力関係より

$$v_{out} = A(0 - \varepsilon) \tag{2}$$

となり，理想 OP アンプのゲイン $A \to \infty$ を考慮すると

$$\varepsilon = -\frac{v_{out}}{A} \to 0 \tag{3}$$

となるため，結局

$$v_{out} = -\frac{R_f}{R_s} v_{in} \tag{4}$$

と，先の反転増幅器と同じ結果を得る．

しかし，実際にはこのように機能せず，出力電圧は OP の±電源電圧のどちらかの値しか示さない．これは，図 (a) に示すように，OP アンプの増幅率が非常に高いため，マイナス入力端子のわずかな電圧上昇 $\Delta\varepsilon$ は OP アンプ出力端子の大きな電圧降下 Δv_o を引き起こし (図の経路①)，これが図の経路②を介して，**ネガティブフィードバック** (negative feedback) として電圧上昇 $\Delta\varepsilon$ を抑えるが，図 (b) のように，プラス端子にフィードバックするように接続した場合，マイナス入力端子のわずかな電圧上昇 $\Delta\varepsilon$ は OP アンプ出力端子の大きな電圧上昇 Δv_o を引き起こし，それが図の経路②を介して**ポジティブフィードバック** (positive feedback) として電圧上昇 $\Delta\varepsilon$ をさらに上昇させるためである．

このように，OP アンプ回路が安定に動作するためには，出力とマイナス入力の間に電気的な経路が必要である．

例題 4.2 図 4.6 の回路の入出力電圧の関係を求めよ．この回路を**非反転増幅器**（non-inverting amplifier）と呼ぶ．

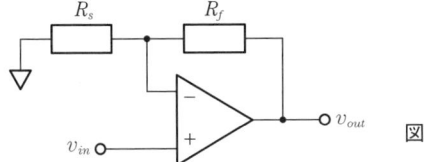

図 4.6 非反転増幅器

【解答】 まず，バーチャルショートの性質より，OP のマイナス入力電圧はプラス入力電圧と等しく v_{in} である．また，抵抗 R_s, R_f を流れる電流が等しいことから

$$\frac{0 - v_{in}}{R_s} = \frac{v_{in} - v_{out}}{R_f} \tag{4.10}$$

を得て，これを整理し

$$v_{out} = \left(1 + \frac{R_f}{R_s}\right) v_{in} \tag{4.11}$$

を得る．この式が示すように，この回路は入力電圧 v_{in} を $(1 + R_f/R_s)$ 倍増幅した信号を出力するので，非反転増幅器と呼ぶ． ◇

例題 4.3 図 4.7 の回路の入出力電圧の関係を求めよ．この回路を**加算回路**（summing amplifier）と呼ぶ．

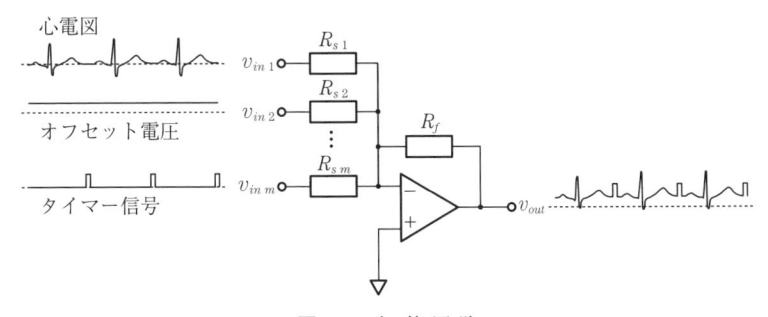

図 4.7 加算回路

【解答】 例題 4.1 の反転増幅器の変形版である。まずバーチャルショートを使って，OP アンプのマイナス入力の電圧が 0 である。したがって，抵抗 R_{s1}, R_{s2}, $\ldots R_{sm}$ を流れる電流の総和が抵抗 R_f を流れる電流に等しいことより

$$\frac{v_{in1}}{R_{s1}} + \frac{v_{in2}}{R_{s2}} + \cdots + \frac{v_{inm}}{R_{sm}} = \frac{-v_{out}}{R_f} \tag{4.12}$$

を得る。これを整理して

$$v_{out} = \frac{R_f}{R_{s1}} v_{in1} + \frac{R_f}{R_{s2}} v_{in2} + \cdots + \frac{R_f}{R_{sm}} v_{inm} \tag{4.13}$$

を得る。この式に示されるように，この回路は複数の信号の加算した信号を出力するので，加算回路と呼ぶ。図 4.7 では，心電図信号に 0 点をずらすためのオフセット電圧，タイマー信号を加算した場合を示した。このように生体計測では 0 点を大きくずらしたい場合に加算回路を使う。　　　　　　　　　　　　◇

例題 4.4　図 4.8 の回路の入出力電圧の関係を求めよ。この回路を**ボルテージフォロワ**（voltage follower, 電圧フォロワ）と呼ぶ。

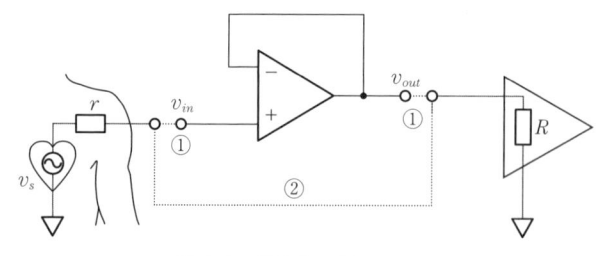

図 4.8　ボルテージフォロワ

【解答】 図 4.8 中央の回路は，インピーダンス変換のためによく使われる回路である。この回路でバーチャルショートを利用すると

$$v_{out} = v_{in} \tag{4.14}$$

となり，一見何もしない回路に見える。しかし，このボルテージフォロワは 2 つの目的でよく使われる。図左の体内の信号を体外に取り出す場合を考えよう。体内の信号源から皮膚までにはインピーダンス r が存在する。

まず，図の経路②に示すように，皮膚表面に現れる信号を図右端の入力インピー

ダンス R のアンプで直接受けることを考えよう．すでに 3.1.1 項の例題 3.1 で学んだように，インピーダンスの低い回路でこの信号を受けると，分圧された信号しか取り出せない．すなわち，アンプの入力に現れる電圧は $\{R/(R+r)\}v_s$ となる．図の経路①に示すように，ボルテージフォロワを間に入れると，ボルテージフォロワの入力インピーダンスは，OP アンプの入力インピーダンスそのものであり，$v_{in} = v_s$ となり，体内の信号をそのまま体外に導出することができる．

また，ボルテージフォロワの出力インピーダンスは OP アンプの出力インピーダンスになるため，後段のアンプの入力インピーダンス R の大小にこだわらず，電圧 V_{out} が後段のアンプの入力電圧となる．

このように，ボルテージフォロワは入力インピーダンスを上昇させ，出力インピーダンスを低下させる作用があり，**インピーダンス変換回路**（impedance converter）とも呼ばれている．　　　　　　　　　　　　　　　◇

例題 4.5　3.1.3 項に記したように，ブリッジ回路は種々のセンサのシグナルコンディショナとしてよく使われるが，抵抗変化と出力電圧の間に線形な関係が存在するのは抵抗の微小変形に限られていた．**図 4.9** は，OP アンプを利用したブリッジ回路を線形化する回路である．この回路の動作を解析せよ．

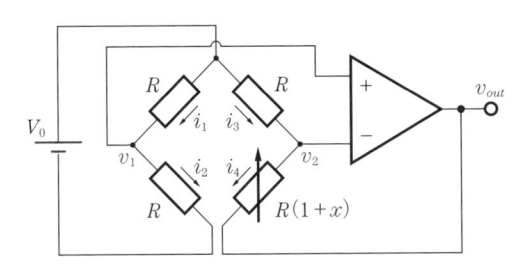

図 4.9　OP アンプを利用したブリッジ回路の線形化

【解答】 図 4.9 に線形化回路を示す．この回路において，バーチャルショートの性質より，$v_1 = v_2$ である．各々の抵抗を流れる電流について，OP アンプに電流が流れ込まないことから，$i_1 = i_2, i_3 = i_4$ である．これら 4 つの電流を電圧と抵抗で表現すると

$$\begin{cases} i_1 = \dfrac{V_0 - v_1}{R} \\ i_2 = \dfrac{v_1}{R} \\ i_3 = \dfrac{V_0 - v_2}{R} \\ i_4 = \dfrac{v_2 - v_{out}}{R(1+x)} \end{cases} \tag{4.15}$$

この式に，先の条件を入れ，整理して

$$v_{out} = -\frac{V_0}{2} x \tag{4.16}$$

を得る。このように，x の微小変形の条件を用いることなく，出力電圧 v_{out} は x に比例する。 ◇

コーヒーブレイク

反転増幅器を利用した電気刺激回路

図 4.4 の反転増幅器の変わった使い方を示そう。図 10 の回路は，反転増幅器のフィードバック抵抗 R_f の代わりに筋肉を用いた回路である。その筋肉のインピーダンスを R_L としよう。すると，式 (4.4) に示したように，筋肉を流れる電流 i_f は抵抗 R_s を流れる電流 i_s に等しく $i_f = i_s = v_{in}/R_s$ となる。すなわち，抵抗 R_L を流れる電流は R_L の値にこだわらず，一定の電圧 v_{in} に従った一定の電流が流れることになる。

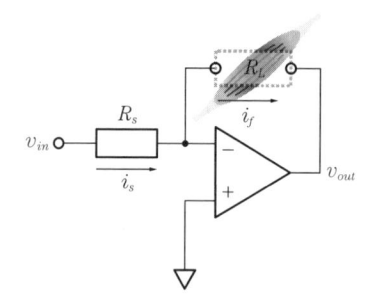

図 10 反転増幅器の定電流回路への応用

いい換えると，この回路は**定電流回路**であることになり，筋肉に対する定電流刺激回路として機能することになる[†]。

なお，図 10 の回路では，出力できる定電流の範囲は狭い。さらに電流供給能

[†] 実際には筋が電流刺激されて収縮するのではなく，筋に刺入する運動神経が刺激されて筋収縮が発生する。

力を上げるため，図 11 のように，**FET**（field effect transistor）あるいは**トランジスタ**を電流ドライブ素子として用いる場合が多い．

図 11 の回路の動作としては，バーチャルショートを使い，$v_c = v_{cont}$ である．したがって，抵抗 R_c を流れる電流が V_c/R_c で，これは電源 $+V_s$ から負荷抵抗 R_L，FET を流れる電流 i_L に等しい．すなわちこの回路は負荷抵抗 R_L の大小にかかわらず，一定の電流を流す定電流回路である．ちなみに，OP アンプの出力には一定の電流が流れるような電圧を FET のゲート端子（G†）に加えることになる．

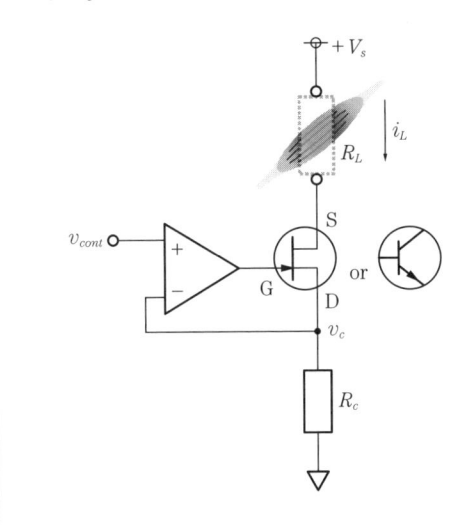

図 11　吸い込み型定電流回路

4.2　差動増幅器

本節では，心電図などの生体電気現象の計測回路について説明する．図 **4.10** は一般的な日常生活計測に用いる生体電気現象計測回路の構成である．図に示されるように，生体電気現象計測回路の最初は皮膚に貼り付ける電極である．この電極の出力を**プリアンプ**（preamplifier または preamp，**前置増幅器**）で受ける．このプリアンプとしては，**差動増幅器**（differential amplifier）が用いら

---

† G：ゲート（Gate），S：ソース（Source），D：ドレイン（Drain）端子である．

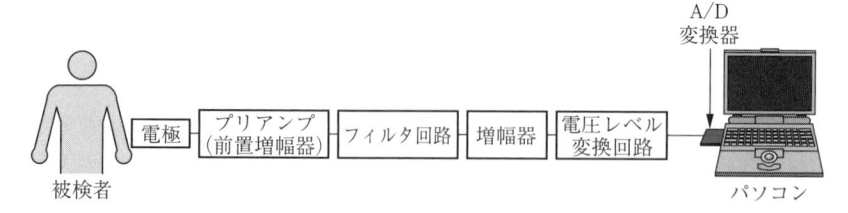

70   4. 生体計測のための電子回路

図 4.10　生体電気現象計測回路の構成

れるのが一般的である．このプリアンプの出力をフィルタ回路に入力し，信号成分だけを抽出した後，増幅器で必要な倍率まで増幅する．そして，日常計測の場合，単電源で動作させることが多いので，多くの場合，A/D 変換器の入力レベルに合わせるために，**電圧レベル変換回路**（voltage level converter）が使用される．電極に関しては 5.2 節に譲るとして，次にプリアンプとして多用される差動増幅器について説明する．

図 4.11 に差動増幅器の概要を示す．図は一般的な差動増幅器であり，プラス，マイナスの 2 つの入力端子と 1 つの出力端子，ならびにグラウンド端子を有している．その入出力関係は，差動増幅器の増幅率（ゲイン）を K，プラス，マイナス入力端子の入力電圧を v_{in+}, v_{in-}，出力電圧を v_{out} とすると，

$$v_{out} = K(v_{in+} - v_{in-}) \tag{4.17}$$

で与えられる．この式は OP アンプの入出力関係と同じ形をしているが，これは OP アンプも差動増幅器の一種だからである．ただ，OP アンプと異なり，式 (4.17) の差動増幅器は増幅率が有限であるので，図は OP アンプと区別するため，四角で囲っている．

さて，この差動増幅器を使って，生体電気現象を計測することにどのような

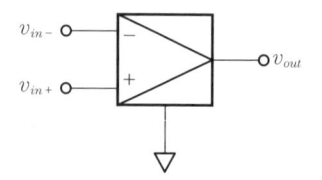

図 4.11　差動増幅器の概要

意味があるのであろうか。図 **4.12** は差動増幅器を用いた左足接地方式の心電図計測方法を示している。図に示されるように，この心電図導出法では，左右の手首に設置された電極からの信号が差動増幅器の 2 つの入力端子に接続されており，左足首に設置された電極は差動増幅器のグラウンドに接続されている。また，体外から雑音が進入し，体内に雑音電圧 v_n を生じさせている。このような状態で，差動増幅器のプラス，マイナス入力端子には，各々

$$\begin{cases} v_{i+} = v_{s1} + v_n \\ v_{i-} = v_{s2} + v_n \end{cases} \tag{4.18}$$

となる電圧が入力される。ここに，v_{s1}，v_{s2} は心電図由来の信号である。差動増幅器の出力は式 (4.17) より

$$\begin{aligned} v_{out} &= K\left(v_{i+} - v_{i-}\right) \\ &= K\left\{(v_{s1} + v_n) - (v_{s2} + v_n)\right\} \\ &= K\left(v_{s1} - v_{s2}\right) \end{aligned} \tag{4.19}$$

となり，体外から進入した雑音は差動増幅器によって消去されることになる。5.3 節に示すように，生体電気信号は体外から進入する雑音信号に比して，非常に微小な信号であり，生体電気信号の計測には差動増幅器が不可欠である。

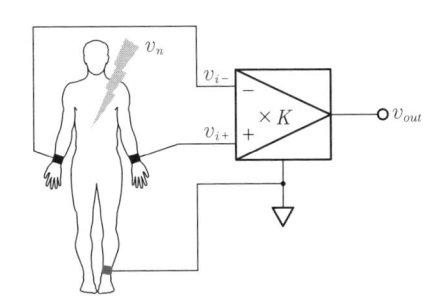

図 4.12 心電図計測方法（左足接地方法）

┌─ コーヒーブレイク ─

CMRR
　差動増幅器の重要な働きは，2 つの入力に入る信号のうち，同相信号，すなわち，同じ電圧で入る信号成分を除去する働きがある。この性能を示すパラメータ

に **CMRR**（同相弁別比, common mode rejection ratio）[†]がある。同相弁別比は，図 12 に示すように，差動信号に対する増幅率 $G_d = V_0'/V_0$，同相信号に対する増幅率 $G_c = V_0''/V_0$ を求め，式 (5) に示すように，その比を dB に換算した値をいう。もちろん，CMRR が高いほうが差動増幅器の性能は高い。

$$CMRR = 20 \log_{10} \frac{G_d}{G_c} \ \text{[dB]} \tag{5}$$

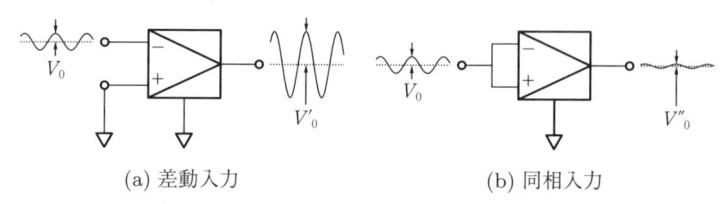

(a) 差動入力　　(b) 同相入力

図 12　同相弁別比計算のための入力とその応答

次に OP アンプを用いて差動増幅器を構成してみよう。よく使用される回路は図 4.13 の 2 種類である。図 (a) の回路から動作をチェックしよう。OP アンプのマイナス入力側について，抵抗 R_s を流れる電流が抵抗 R_f を流れる電流に等しいことより

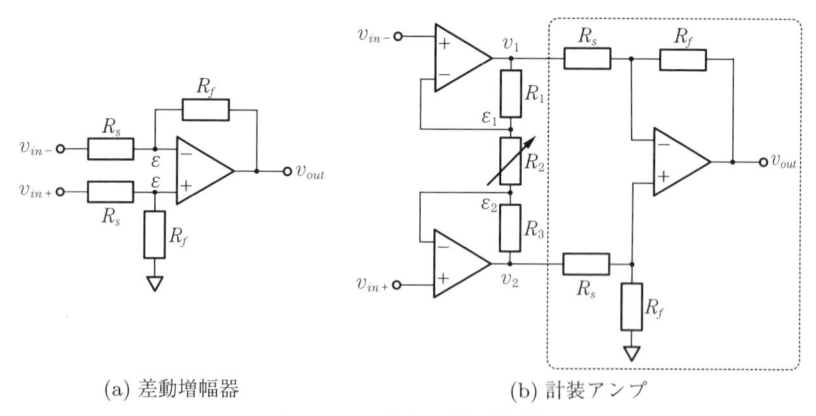

(a) 差動増幅器　　(b) 計装アンプ

図 4.13　2 種類の差動増幅器

[†] CMR 比または同相除去比という場合も多い。

$$\frac{v_{in-} - \varepsilon}{R_s} = \frac{\varepsilon - v_{out}}{R_f} \tag{4.20}$$

であり，プラス入力側について

$$\frac{v_{in+} - \varepsilon}{R_s} = \frac{\varepsilon - 0}{R_f} \tag{4.21}$$

である．ここにバーチャルショートの性質を使って，OPアンプの2つの入力の電圧は等しく ε であるとした．したがって

$$v_{out} = \frac{R_f}{R_s}(v_{in+} - v_{in-}) \tag{4.22}$$

となる．ただし，この差動増幅器を生体電気信号の計測に用いることはできない．5.1節に示したように，生体電気信号は微弱であり，高い入力インピーダンスを持つ増幅器でなければならないためである．

次に，図 (b) の差動増幅器の動作をみてみよう．OPアンプの入力に電流は流れ込まないため，抵抗 R_1, R_2, R_3 を流れる電流は等しい．したがって

$$\frac{v_1 - \varepsilon_1}{R_1} = \frac{\varepsilon_1 - \varepsilon_2}{R_2} = \frac{\varepsilon_2 - v_2}{R_3} \tag{4.23}$$

となる．また，バーチャルショートの性質を利用して，$v_{in-} = \varepsilon_1$, $v_{in+} = \varepsilon_2$ であるので，式 (4.23) を変形して

$$v_1 - v_2 = \frac{R_1 + R_2 + R_3}{R_2}(v_{in-} - v_{in+}) \tag{4.24}$$

を得る．ここに，図 (b) の回路の破線部分は図 (a) の回路と同じであるので，結局

$$v_{out} = -\frac{R_f}{R_s}\frac{R_1 + R_2 + R_3}{R_2}(v_{in+} - v_{in-}) \tag{4.25}$$

となる．この差動増幅器の特長は2つある．1つは，入力インピーダンスがOPのそれであり，非常に高いこと，2つ目は，抵抗 R_2 を変えることができる点であり，差動増幅器の増幅率が可変であるという点である．図 (a) の回路の場合，2組の抵抗 R_s, R_f は同じ値である必要があり，ゲインを変化させるためには，同時に同じ値になるように調整しなければならない．

このように，図 (b) の回路は利点が多いため，多用され，計測回路の初段には不可欠な回路となっている．この差動増幅器は**計装アンプ**（instrumentation amplifier または inst. amp.）と呼ばれ，計測の基本である．

4.3 フィルタ回路

フィルタ回路は，信号（signal）と雑音（noise）が混在した波形から雑音を除去するために用いられる．表 4.2 にフィルタ回路の種類を示す．表に示される

表 4.2 種々のフィルタ回路

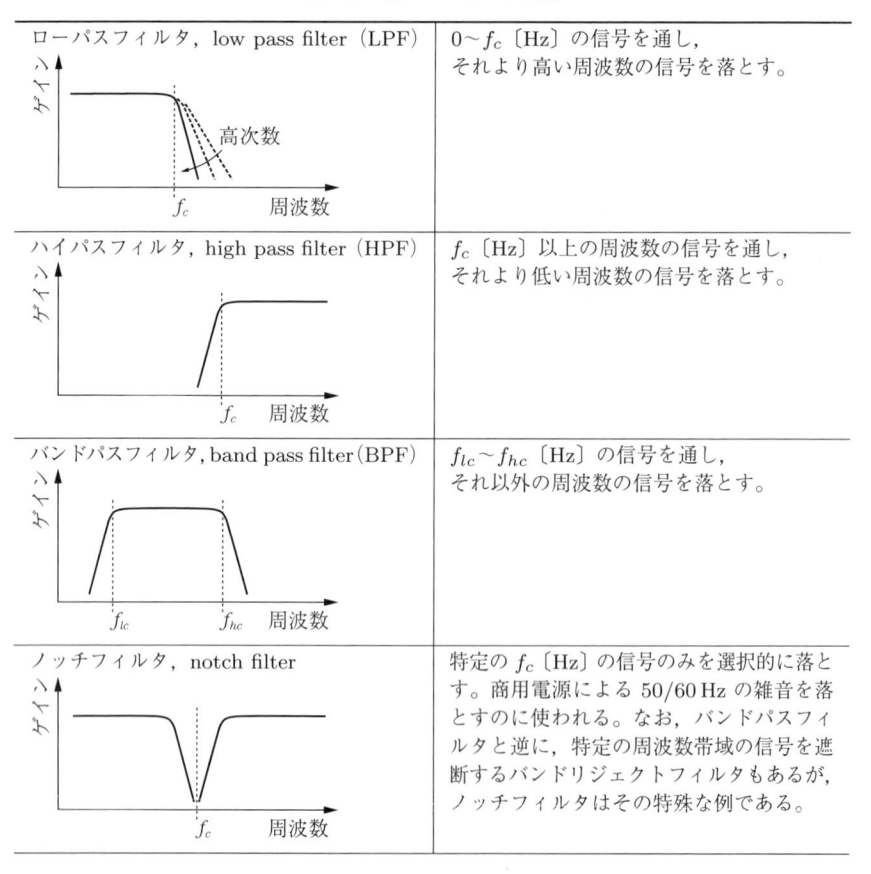

ローパスフィルタ，low pass filter（LPF）	$0 \sim f_c$〔Hz〕の信号を通し，それより高い周波数の信号を落とす．
ハイパスフィルタ，high pass filter（HPF）	f_c〔Hz〕以上の周波数の信号を通し，それより低い周波数の信号を落とす．
バンドパスフィルタ，band pass filter（BPF）	$f_{lc} \sim f_{hc}$〔Hz〕の信号を通し，それ以外の周波数の信号を落とす．
ノッチフィルタ，notch filter	特定の f_c〔Hz〕の信号のみを選択的に落とす．商用電源による 50/60 Hz の雑音を落とすのに使われる．なお，バンドパスフィルタと逆に，特定の周波数帯域の信号を遮断するバンドリジェクトフィルタもあるが，ノッチフィルタはその特殊な例である．

ように，除去する周波数帯域の違いによって，4つのフィルタ回路があり，**ローパスフィルタ**の項目に図示したように，各々，いかに不要な周波数を除去できるかの能力の違いによって，1次，2次，3次…のフィルタが存在する。

このうち，**ハイパスフィルタ**は生体電気信号の計測では不可欠である。これは，皮膚と電極の間に一定の電圧が発生し，これがオフセット電圧として，生体信号に重畳するからである。さらに日常計測の場合，体動に伴う電極のゆれによる雑音を消すため，10 Hz 程度の遮断（カットオフ）周波数を有するハイパスフィルタが必要となる。

以上のフィルタごとに**ベッセル型** (Bessel filter)，**バタワース型** (Butterworth filter)，**チェビシェフ型** (Chebyshev filter) などのフィルタ特性の違いがある。図 4.14 (a) にローパスフィルタを例とした3つのフィルタ特性のカットオフ周波数付近の遮断特性の違いを示し，図 (b) にステップ入力に対する応答の3つのフィルタ特性ごとの時間波形を示す。図に示されるように，カットオフ周波数付近での遮断能力としては，チェビシェフ型→バタワース型→ベッセル型の順であり，ステップ応答特性のよさの観点からは，逆にベッセル型→バタワース型→チェビシェフ型の順になる。

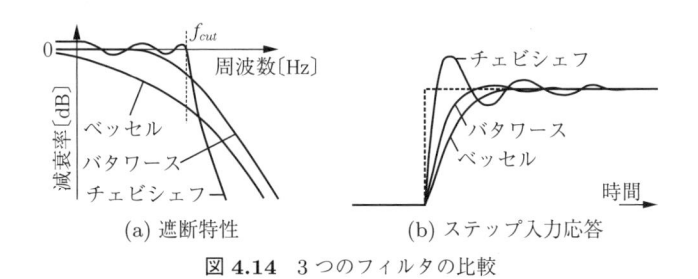

図 4.14　3つのフィルタの比較

次に，多重帰還型と呼ばれる OP アンプを用いた2次のフィルタの作り方を解説する。図 4.15 (a) に多重帰還型フィルタ回路の基本型，図 (b) に同ローパスフィルタ，図 (c) に同ハイパスフィルタ，図 (d) に同**バンドパスフィルタ**の構成法を示す。

図 (a) の多重帰還型フィルタ回路の基本型において，各インピーダンスを流

(a) 基本型　　(b) ローパスフィルタ

(c) ハイパスフィルタ　　(d) バンドパスフィルタ

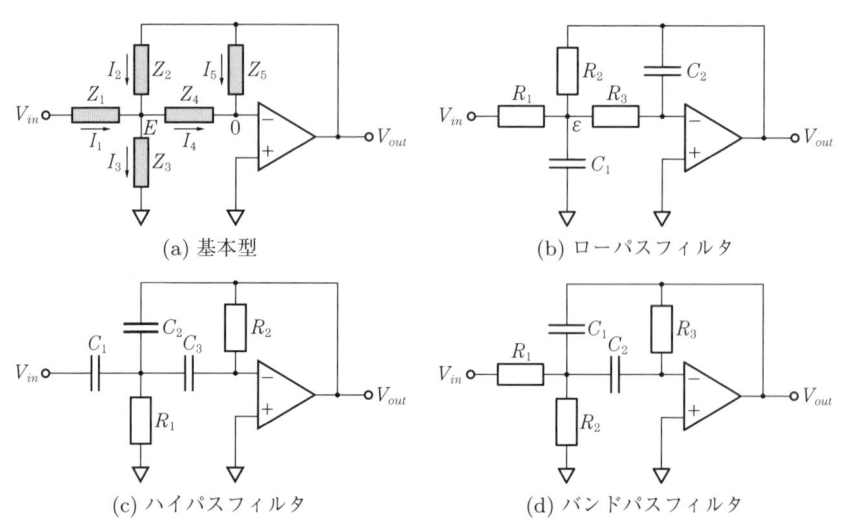

図 4.15　多重帰還型フィルタ回路

れる電流，バーチャルショートの性質を考慮した節点の電圧を記した．いずれも 3.4 節で説明した複素インピーダンス法に従い，複素表現である．

まず，図 (a) の基本型において，各インピーダンスを流れる電流，バーチャルショートの性質を考慮した節点の電圧を記した．いずれも 3.4 節で説明した複素インピーダンス法に従い，複素表現である．

さて，各インピーダンスを流れる電流は式 (4.26) によって与えられる．

$$\begin{cases} I_1 = \dfrac{V_{in} - E}{Z_1} \\ I_2 = \dfrac{V_{out} - E}{Z_2} \\ I_3 = \dfrac{E}{Z_3} \\ I_4 = \dfrac{E}{Z_4} \\ I_5 = \dfrac{V_{out}}{Z_5} \end{cases} \quad (4.26)$$

また，これらの電流の間にはキルヒホッフの電流則より，式 (4.27) で与えられる．

$$\begin{cases} I_1 + I_2 - I_3 - I_4 = 0 \\ I_4 + I_5 = 0 \end{cases} \quad (4.27)$$

以上の式 (4.26), 式 (4.27) より

$$\frac{V_{out}}{V_{in}} = -\frac{Z_2 Z_3 Z_5}{Z_1 Z_2 Z_3 + Z_1 Z_2 Z_4 + Z_1 Z_3 Z_4 + Z_1 Z_3 Z_5 + Z_2 Z_3 Z_5} \quad (4.28)$$

を得る。したがって,図 4.15 (b) のローパスフィルタ回路の場合

$$\begin{cases} Z_1 = R_1 \\ Z_2 = R_2 \\ Z_3 = \dfrac{1}{j\omega C_1} \\ Z_4 = R_3 \\ Z_5 = \dfrac{1}{j\omega C_2} \end{cases} \quad (4.29)$$

を式 (4.28) に代入,整理して

$$\frac{V_{out}}{V_{in}} = -\frac{R_2}{R_1(1 - \omega^2 C_1 C_2 R_2 R_3) + j\omega C_2(R_1 R_2 + R_1 R_3 + R_2 R_3)} \quad (4.30)$$

を得る。この回路で抵抗値,コンデンサの値を種々変えることで,バタワース型,ベッセル型など,さまざまな周波数特性を有するローパスフィルタが実現できる[†]。例えば,帯域内での周波数特性の波打ちの最も少ないバタワース・フィルタを実現する場合には

$$\begin{cases} R_1 = R_2 = R \\ R_3 = \dfrac{R}{2} \\ C_1 = 2C_2 = 2C \end{cases} \quad (4.31)$$

とする。この場合

[†] 同じアクティブ・ローパスフィルタでもフィルタ特性の違いによって,ベッセル型,バタワース型,チェビシェフ型などさまざまなフィルタが実現できる。

$$\frac{V_{out}}{V_{in}} = -\frac{1}{(1-\omega^2 C^2 R^2)+j2\omega CR} = -\frac{1}{(1+j\omega CR)^2} \quad (4.32)$$

となるので

$$\begin{aligned}
20\log_{10}\left|\frac{V_{out}}{V_{in}}\right| &= 20\log_{10}\left|\frac{1}{(1+j\omega CR)^2}\right| \\
&= 40\log_{10}\frac{1}{\sqrt{1+\omega^2 C^2 R^2}}
\end{aligned} \quad (4.33)$$

である。したがって

$\omega \ll 1/CR$ のとき

$$20\log_{10}\left|\frac{V_{out}}{V_{in}}\right| \cong 20\log_{10}1 = 0$$

$\omega \gg 1/CR$ のとき

$$20\log_{10}\left|\frac{V_{out}}{V_{in}}\right| \cong -40\log_{10}\omega CR = -40\log_{10}CR - 40\log_{10}\omega$$

となり，周波数特性は図 **4.16** (a) のように 2 次のローパスフィルタとなることがわかる。ここに $\omega_c = 1/CR$，すなわち $f_c = 1/2\pi CR$ を**遮断周波数**と呼ぶ。なお，図では，$\omega = 2\pi f$ の関係を使って，角周波数を周波数に変換している。

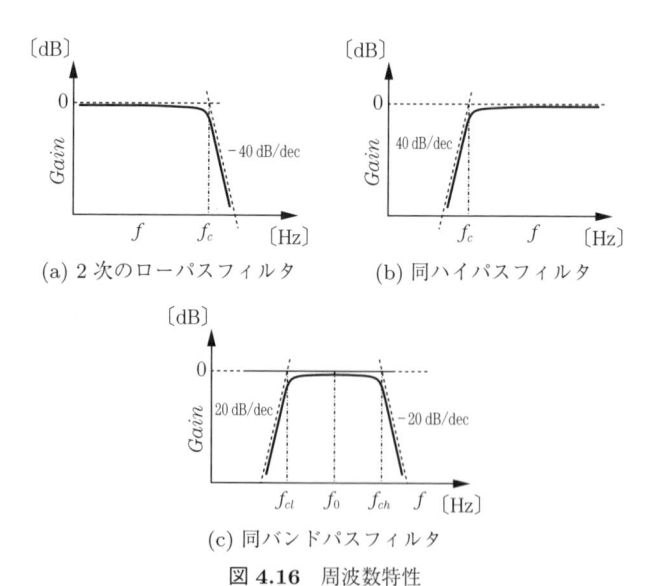

(a) 2 次のローパスフィルタ

(b) 同ハイパスフィルタ

(c) 同バンドパスフィルタ

図 **4.16** 周波数特性

また，周波数軸，**ゲイン** ($Gain = 20\log_{10}|V_{out}/V_{in}|$) 軸共に対数表示とした。

次に，図 4.15 (c) の多重帰還型ハイパスフィルタ回路の場合

$$\begin{cases} Z_1 = \dfrac{1}{j\omega C_1} \\ Z_2 = \dfrac{1}{j\omega C_2} \\ Z_3 = R_1 \\ Z_4 = \dfrac{1}{j\omega C_3} \\ Z_5 = R_2 \end{cases} \tag{4.34}$$

を式 (4.28) に代入，整理して

$$\frac{V_{out}}{V_{in}} = \frac{\omega^2 C_1 C_3 R_1 R_2}{1 - \omega^2 C_2 C_3 R_1 R_2 + j\omega R_1 (C_1 + C_2 + C_3)} \tag{4.35}$$

を得る。この回路でバタワース型のハイパスフィルタを実現する場合には

$$\begin{cases} C_1 = C_2 = \dfrac{C}{2} \\ C_3 = C \\ R_2 = 2R_1 = 2R \end{cases} \tag{4.36}$$

とする。この場合

$$\frac{V_{out}}{V_{in}} = \frac{\omega^2 C^2 R^2}{1 - \omega^2 C^2 R^2 + 2j\omega CR} = \frac{\omega^2 C^2 R^2}{(1 + j\omega CR)^2} \tag{4.37}$$

となるので

$$\begin{aligned} &20\log_{10}\left|\frac{V_{out}}{V_{in}}\right| \\ &= 20\log_{10}\left|\frac{\omega^2 C^2 R^2}{(1 + j\omega CR)^2}\right| = 40\log_{10}\frac{\omega CR}{\sqrt{1 + \omega^2 C^2 R^2}} \end{aligned} \tag{4.38}$$

である。したがって

$\omega \ll 1/CR$ のとき

$$20\log_{10}\left|\frac{V_{out}}{V_{in}}\right| \cong 40\log_{10}\omega CR = 40\log_{10}CR + 40\log_{10}\omega$$

$\omega \gg 1/CR$ のとき

$$20\log_{10}\left|\frac{V_{out}}{V_{in}}\right| \cong 40\log_{10}1 = 0$$

となり，周波数特性は図 4.16 (b) のように 2 次のハイパスフィルタとなることがわかる。図 4.15 (d) のバンドパスフィルタに関しては，章末問題とした。

4.4 生体計測でよく使うその他の回路

本節では，その他の生体計測でよく使う OP アンプ回路について解説しよう。

図 **4.17** (a) は**積分器**（integrator）である。この動作を理解するために，バーチャルショートの性質を利用し，OP アンプのプラス入力端子に加わる電圧は 0 V である。また，抵抗 R_s を流れる電流 i_s は OP アンプに流れ込むことなく，すべてコンデンサ C_f に流れ込む。コンデンサ両端の電圧と流れる電流の関係式は 3.2 節の式 (3.33) で与えられているので，次式が成立する。

$$\begin{cases} i_s = \dfrac{v_{in}}{R_s} \\ i_s = C_f \dfrac{d}{dt}(-v_{out}) \end{cases} \tag{4.39}$$

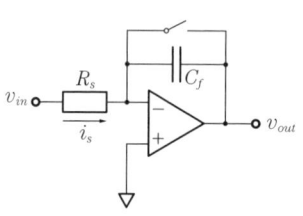

(a) スイッチによる放電機能付き積分器　　(b) 並列抵抗による放電機能付き積分器

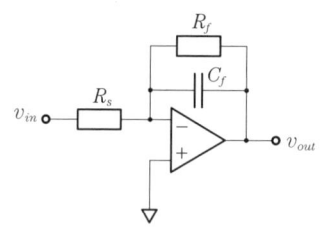

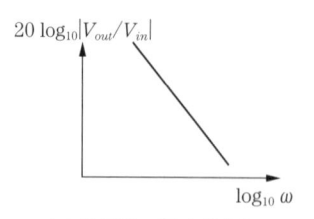

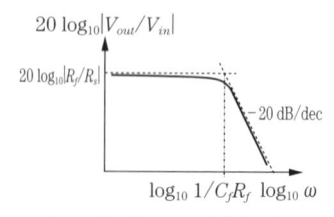

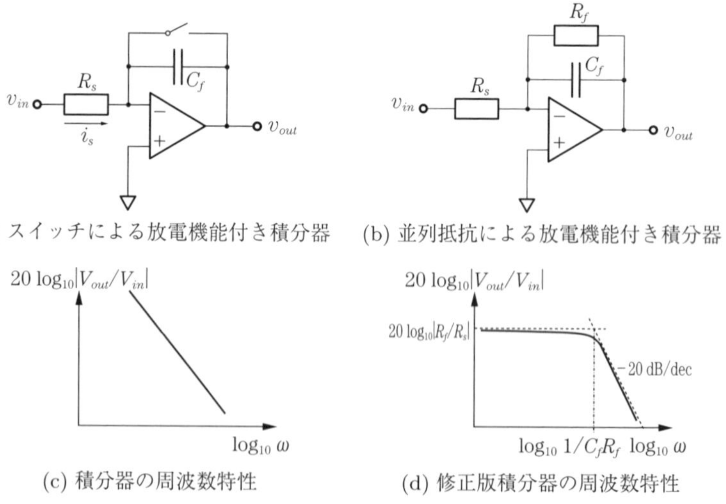

(c) 積分器の周波数特性　　(d) 修正版積分器の周波数特性

図 **4.17**　積分器とその同周波数特性

したがって

$$v_{out}(t) = -\frac{1}{CR_s}\int_0^t v_{in} dt \qquad (4.40)$$

となる．すなわち，この回路は入力電圧 v_{in} を積分した値を出力する．ただし，$v_{out}(0)$ は $t=0$ でコンデンサに蓄えられていた電荷によって生じる電圧である．したがって，$t=0$ で $v_{out}=0$ から積分を出発させるためには，コンデンサに並列にスイッチを設置し，スイッチを on にすることによって，コンデンサに蓄積された電荷を放電する必要がある．

詳しくは 5.1.2 項に記したが，この積分器の生体電気信号の計測への応用としては，**積分筋電図**がある．ただ，積分筋電図の計測のためには，一定時間ごとにスイッチを on にしてコンデンサを放電する必要があり，回路が複雑になる．そこで，図 (b) に示すように，コンデンサ C_f と並列に抵抗 R_f を入れ，コンデンサに貯まった電荷を逃がす積分器を用いることもある．

この回路は式 (4.41) ならびに図 (d) に示すように，一種のローパスフィルタである．なお，図 (c) には積分器の周波数特性も示した．

$$\frac{V_{out}}{V_{in}} = -\frac{R_f}{R_s(1+j\omega C_f R_f)} \qquad (4.41)$$

生体計測では波形の整流を行いたい場合がある．このような**整流回路**（rectifier）を実現する候補としてダイオードがある．ダイオードは 1 方向にしか電流を流さない．しかし，図 **4.18** のダイオードの電圧と電流の関係に示すように，ダイオードは順方向電圧が pn 接合電圧である約 0.7 V を超えないと電流が流れない．

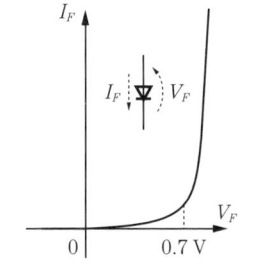

図 **4.18** ダイオードの電圧と順方向電流の関係

このようなダイオードの欠点を補うため，OP アンプとダイオードを組み合わせると，理想的な**絶対値回路**（absolute value circuit）を実現することができる．これを**理想ダイオード**（ideal diode）と呼ぶ．図 4.19 (a) に理想ダイオード回路を示す．図に示されるように，理想ダイオード回路には 2 つのダイオード D_1，D_2 が組み込まれている．さて，理想ダイオードの動作を $v_{in} > 0$ の場合と，$v_{in} < 0$ の場合に分けて説明しよう．なお，いずれの場合もバーチャルショートを用いて，点 A での電圧は 0 V となる．

(a) 理想ダイオード回路

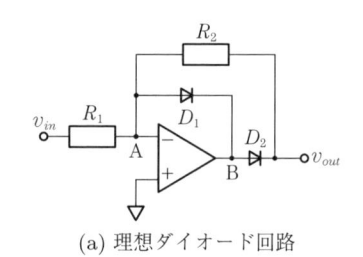

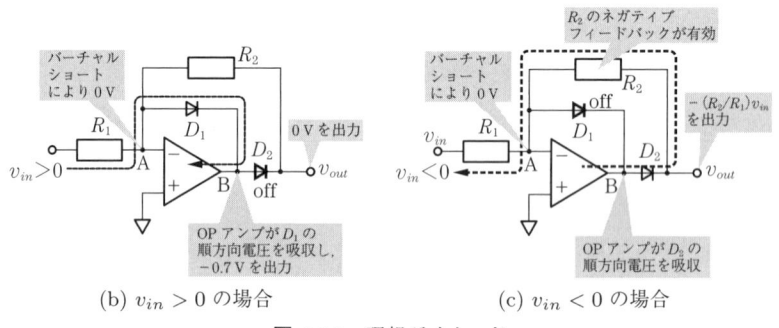

(b) $v_{in} > 0$ の場合

(c) $v_{in} < 0$ の場合

図 4.19 理想ダイオード

■ $v_{in} > 0$ の場合：図 4.19 (b) に示すように，$v_{in} > 0$ となって，点 A の電圧がバーチャルショートの電圧よりわずかに正に振れると，OP アンプの出力は大きくマイナスに振れる．その結果，ダイオード D_1 が on の状態になり，結局 OP アンプの出力はダイオード D_1 の順方向電位分 0.7 V だけマイナスに振れる．一方，ダイオード D_2 は点 B が -0.7 V，点 A が 0 V のため，off の状態となる．そのため，v_{out} には，点 A の電圧が抵抗 R_2 を通って伝わり $v_{out} = 0$ となる．

■ $v_{in} < 0$ の場合：図 4.19 (c) に示すように，$v_{in} < 0$ となり，点 A の電圧がバーチャルショートの電圧よりわずかに負に振れると，OP アンプの出力は大きくプラスに振れる。そのため，今度はダイオード D_2 が on の状態になり，抵抗 R_2 を介したネガティブフィードバックが成立する。一方，ダイオード D_1 に関しては，点 B の電圧が正，点 A の電圧が 0 V のため，off の状態になる。そのため，反転増幅器の場合と同様，抵抗 R_1 を流れる電流は抵抗 R_2 を流れる電流に等しくなり

$$\frac{v_{in}}{R_1} = -\frac{v_{out}}{R_2} \tag{4.42}$$

が成立し，$v_{out} = -(R_2/R_1)v_{in}$ となる。OP アンプの出力には，ちょうどダイオード D_2 の順方向電圧 0.7 V を吸収した電圧が出現することとなる。

図 4.20 に，整流回路の入出力特性を示す。図に示されるように，OP アンプとダイオードを組み合わせることにより，理想的な整流回路を実現することができる。

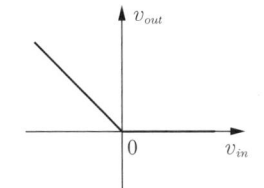

図 4.20 整流回路の入出力特性

この理想ダイオードの応用として，絶対値回路 (full wave precision rectifier, 全波整流回路) を示そう。図 4.21 (a) に絶対値回路を示す。この絶対値回路は左半分の理想ダイオード回路と右半分の加算回路から構成されている。図 (b) に入力 v_{in} に正弦波を入力した場合の各部における電圧波形を示す。このうち，2 段目の波形は理想ダイオードの出力 v_r の波形である。右の加算回路には元の入力信号 v_{in} がゲイン $-R_f/R_s$ で加算され，理想ダイオードの出力 v_r はゲイン $-R_f/(R_s/2) = -2R_f/R_s$ と v_{in} の 2 倍のゲインで加算されている。

図 (b) の 3 段目に理想ダイオードの出力 v_r の 2 倍の波形を記した。加算結果

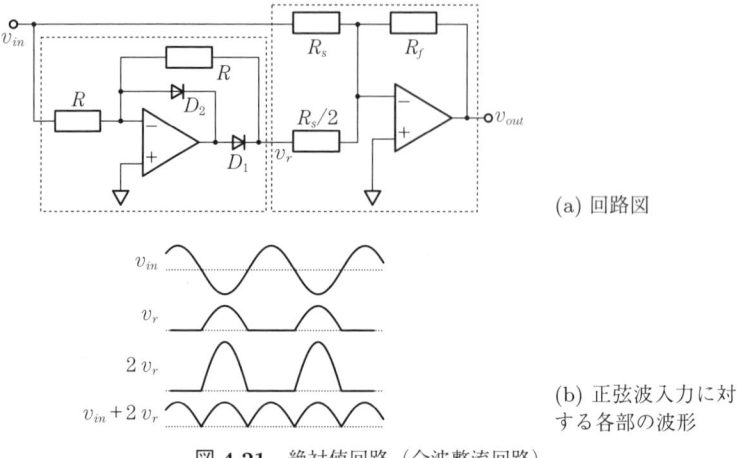

図 4.21 絶対値回路（全波整流回路）

(a) 回路図

(b) 正弦波入力に対する各部の波形

としての出力 v_{out} の電圧波形を図 (b) の 4 段目に記す。図に示されるように，元の正弦波型の絶対値波形が得られていることが確認できる。この絶対値回路は筋電図，神経信号計測などに用いられる。

章 末 問 題

【1】 図 10 の回路で，負荷抵抗 R_L に流せる定電流の範囲を示せ。

【2】 図 4.22 (a) に示す交流結合の反転増幅器の複素ゲイン $G(\omega)$ を求め，この回路の動作を説明せよ。また，図 (b) の回路についても複素ゲイン $G(\omega)$ を求めよ。なお，この図 (b) の回路を**微分器**（differentiator）と呼ぶが，不安定であ

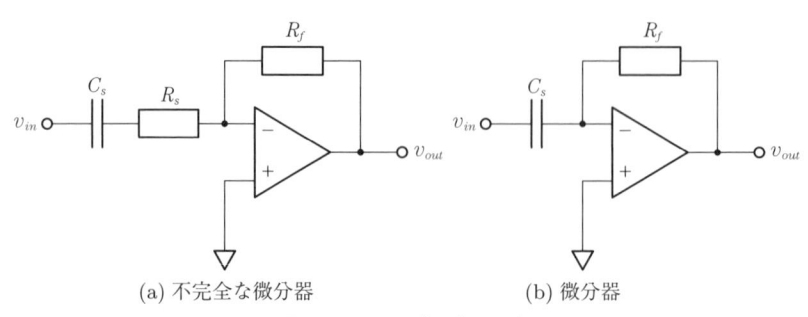

(a) 不完全な微分器

(b) 微分器

図 4.22 問題【2】の回路

り，図 (a) の不完全な微分器を使う場合が多い．

【3】 図 4.23 に示す交流結合の反転増幅器の複素ゲイン $G(\omega)$ を求め，この回路の動作を説明せよ．

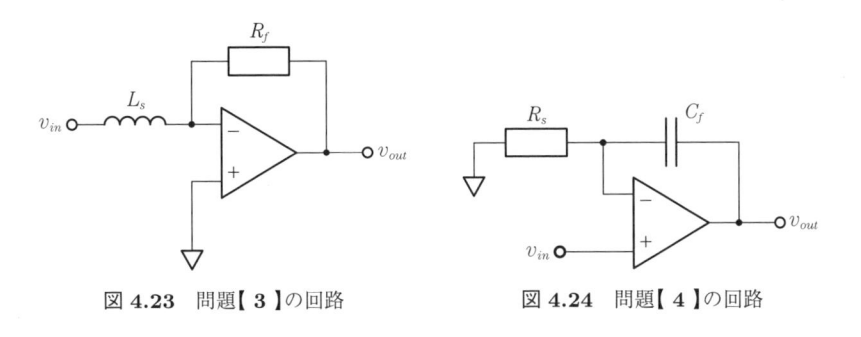

図 4.23 問題【3】の回路

図 4.24 問題【4】の回路

【4】 図 4.24 に示す回路の複素ゲイン $G(\omega)$ を求め，この回路の動作を説明せよ．
【5】 図 4.25 に示す交流結合のボルテージフォロワの複素ゲイン $G(\omega)$ を求め，この回路の動作を説明せよ．
【6】 図 4.15 (d) の回路がバンドパスフィルタになることを示せ．また，周波特性を表すグラフを示せ．
【7】 図 4.26 も整流回路として動作する．その動作を説明せよ．

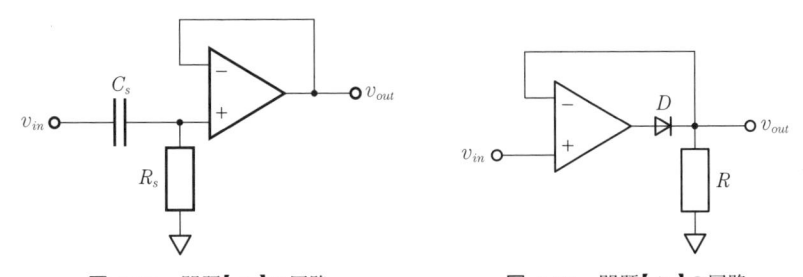

図 4.25 問題【5】の回路

図 4.26 問題【7】の回路

5 生体電極と生体センサ

本章では，まず日常計測の対象とされることが多い**生体電気現象**について，信号発生メカニズムと計測方法，電極，雑音除去について解説し，次にセンサを使った生体計測について解説する。なお，日常生活における身体活動の計測の重要性を考え，運動センサに関して独立した節を設けた。

5.1 生体電気信号の計測

表 **5.1** に日常生活計測でよく用いられる**生体電気信号**の種類，信号の大きさ，周波数帯域を示す[†1]。**ECG**（心電図），**EEG**（脳波）などの略号は論文などで頻回に出てくるので，覚えて欲しい。表に示されるように，いずれの生体電気信号も微弱な電圧信号であり，3.1.1 項に記したように，生体電気信号の計測には

表 **5.1**　日常生活計測でよく用いられる生体電気信号

種　類	電圧〔V〕	周波数帯域〔Hz〕
心電図 ECG	100μ～10m	0.05～100
脳波 EEG	1μ～100μ	0.1～30
筋電図 EMG	1μ～10m	2～2 000
眼電位 EOG	0.1m～0.5m	DC[†2] (0.05)～200
皮膚電位反射 SPR	0.1m～数 m	0.03～15
胃電図 EGG	20μ～50μ	0.005～0.1

[†1] アナログ計測回路の作成の難易度に関して，kHz オーダ以下の周波数帯域を有する mV オーダ以上の電圧，μA オーダ以上の電流の計測は"易"のランクにあるといわれ，それ以上の能力を発揮する計測回路の開発には相当の経験とノウハウが必要となるといわれている。実際，心電図，筋電図計測回路の製作は失敗が少ない。

[†2] DC（direct current）は直流成分を意味する。つまり 0 Hz のことである。

高入力インピーダンスで，高ゲインの差動増幅器の使用が基本となる。また，これらの信号の持つ周波数帯域が大きく異なっていることに注意して欲しい。そのため，個々の生体電気信号専用のアンプ，あるいは**ポリグラフ**（polygraph）[†1]を用いる場合にも，個々の電気信号の特性に合った調節を行う必要がある。本節では，以下に個々の生体電気信号発生のメカニズムと，その計測方法について解説する。

5.1.1 心電図発生のメカニズムと心電図計測法

心電図の英語略称は**ECG**（electrocardiogram）であり，心臓が発生する電気信号のことを指す。図5.1に心電図発生のメカニズムと，典型的な心電図波形を示す[†2]。図に示されるように，心臓拍動リズムの発生場所は右房の上大静脈近くに位置する**洞結節**（sinus node）であり，ここで心拍動の基本的なリズムが作り出される。そのため，心臓単体を体外に取り出しても，心臓は拍動をし続ける。この洞結節で発生した電気信号は右心房，左心房を伝わることによって，両心房を収縮させるとともに，房室間の中隔に位置する**房室結節**（atrioventricular node）に電気信号が伝わる。この房室結節に伝わった電気信号は心臓中隔の信号導電経路である**ヒス束**（bundle of His）を伝わり，左右心室に信号を送るための左右脚（right/left bundle branch）に分離し，**プルキンエ線維**（Purkinje fibers）を通って，左右心室筋の収縮を起動する。

心臓がポンプとして効率的に動作するためには心房，心室収縮のタイミングが重要であるが，これらのタイミングの調整は上記の電気信号伝達経路の長さだけによる。実際，不正な信号伝達経路の存在によって生じる心臓疾患もある。また，洞結節からプルキンエ線維までの心拍動リズム信号の伝達経路が神経線維ではなく，心筋線維の一部がリズム信号発生と伝達のために特殊化したものであることも興味深い。

[†1] 心電図，筋電図，脈波など，さまざまな生体電気信号，生体センサ信号を同時に複数計測，記録する装置。
[†2] 心臓の構造，血圧循環などの循環器系の機能については，紙面の都合上，ここでは省略する。詳細に関しては成書を参考にして欲しい。

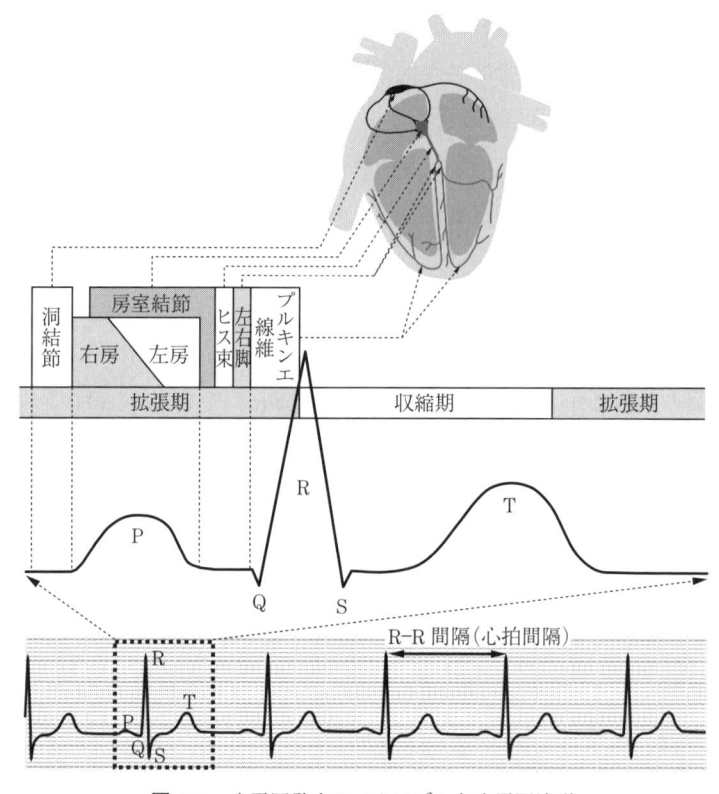

図 5.1 心電図発生のメカニズムと心電図波形

ところで，心電図波形には，その特徴的な波に名前が付けられており，最初のピークから順にP波，Q波，最も大きなR波，S波，T波[†]と呼ばれている。さて，以上のリズム信号伝達の時間的なタイミングと心電図のP，Q，R，S，T波の関係を眺めてみるとわかるように，P波は心房筋の収縮に伴う脱分極，R波は心室筋の収縮に伴う脱分極，T波は心室筋の弛緩に伴う過分極であることがわかる。特にR波は大動脈を介して，左心室が大量の血液を送り出す瞬間であり，鮮明に大きな振幅として記録される。そのため，後述のように，R波を手がかりとして，さまざまな応用が試みられている。

次に，心電図の計測方法について解説する。**図 5.2** に4種の代表的な心電図

[†] 循環器学ではU波まで命名されている。

5.1 生体電気信号の計測　89

(a) 3つの誘導方法

(b) 12誘導

(c) 3点誘導
（第Ⅱ誘導相当）

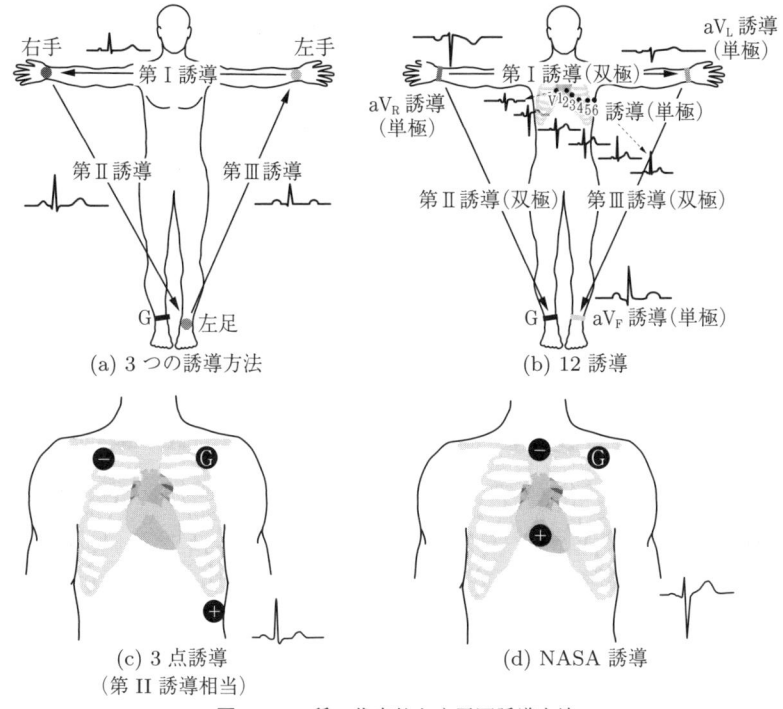

(d) NASA誘導

図 5.2　4種の代表的な心電図誘導方法

誘導方法（ECG lead）を示す．図(a)は基本的な3つの心電図誘導方法を示し，計測される波形の概観も図中に描いた．第I，第Ⅱ，第Ⅲのいずれの誘導方法（lead I, II, III）においても矢印の向きの電位差を差動増幅器で測定する．いずれも右足を接地するので，**右足接地方式**とも呼ばれる．

図(b)は健康診断などで経験する **12誘導**（12-lead ECG）と呼ばれる心電図計測方法であり，図(a)の3つの電極に加えて，胸部上，心臓を下限で取り巻くように，6つの電極を配置する．心電図の計測は以上の9つの電極を**関電極**†として **単極誘導**（unipolar lead）で9つの波形を得る．ここに単極誘導とは，差動増幅器を用いることなく，その点での電位を計測する誘導法であり，具体的に

---

† 生体信号を誘導するために体に貼付する電極を **関電極**（active electrode），基準電位とするため，すなわち計測回路のグラウンドの共通化するために貼付する電極を **不関電極**（reference electrode）と呼ぶ．

は，右足に設置されたグラウンドを基準とする電位を計測することになる。この9つの電位誘導に加えて，図(a)の3つの**双極誘導**電位を合計して，12個の心電図波形が得られることから12誘導と呼ばれている。なお，双極誘導（bipolar lead）とは，2つの電極間の電位差を差動増幅器を用いて計測する方法であり，単極誘導の場合には1つの関電極と1つのグラウンド電極が必要であるのに比して，双極誘導の場合，2つの関電極と1つの不関電極が必要となる。

　以上の誘導方法では，手足に電極を設置する必要があり，日常計測の場合，四肢の筋活動まで記録する，あるいは電極ケーブルが動作の障害になるなど，多くの問題を抱えている。日常計測の場合には，図(c)に示す第II誘導相当の**3点誘導**，あるいは図(d)に示す**NASA誘導**など，胸部に直接電極を貼付する方法が適している。なお，この場合にも，動作に伴う胸筋の筋活動電位が混入することに注意する必要がある。

　ところで，日常生活において心電図計測が実施される場合が2つ考えられる。1つは心電図の波形そのものが必要な場合，もう1つは，**心拍数**（heart rate）あるいは**心拍間隔**（heart beat interval）が用いられる場合である。このうち，前者の心電図の波形そのものが必要となるのは，波形から心臓疾患の診断を行う場合である。

　ここで，臨床において心電図の日常計測が必要となる場合を考えてみよう。その代表例が**不整脈**（arrhythmia）の診断である。患者が病院に来院した際に不整脈が現れれば，診断は容易であるが，不整脈はいつ起きるか不明な場合が多い[†]。このいつ起きるかわからない不整脈をとらえる手段として，1961年 Norman J. Holterは携帯型の心電図モニタ装置を開発し，長時間にわたる心電図モニタ方法（ホルター心電計）を確立した。その後，半導体技術，マイクロコンピュータ技術，LSI技術の進歩に伴い，現在では，手のひらに載るほどの小型軽量で，しかも12誘導の心電図と身体活動を同時に計測する，あるいは心電図の計測と

[†] 臨床では，トレッドミル上での歩行負荷を課し，安静時には発見しづらい狭心症や不整脈を発見する運動負荷心電図検査（exercise electrocardiogram）が行われているが，負荷心電図では安静時狭心症（angina）は発見できない。

同時に，患者みずからが自覚症状の発生をメモできる装置†など，日常生活における活動と，心活動の多方面からの観測ができる装置にまで発展している。

　もう1つの心拍に着目した日常生活における心電図計測の応用について解説しよう。その代表が**心拍ゆらぎ**（heart rate variability，HRV）を利用した**自律神経機能**（autonomic function）の定量計測である。図 **5.3** に循環器系（cardiovascular system）の**自律調節系**モデルを示す。図の最上段は脳，中段の網掛け部分は左から，心臓，血管，肺を示し，心臓は心臓のリズム中枢である洞結節と心筋に分けて示した。図に示されるように，心臓，血管，肺のいずれも自律神経系の支配下にあり，大きなフィードバックループとして**大動脈弓**，**頸動脈洞**に位置する**圧受容器**を介して，心活動が調整されているほか，多重のループで呼吸器系，循環器系が調整されている。そのため，例えば心拍に関しても，つねに一定であるわけではなく，心拍間隔は自律神経系の影響を受けてつねに変動している。

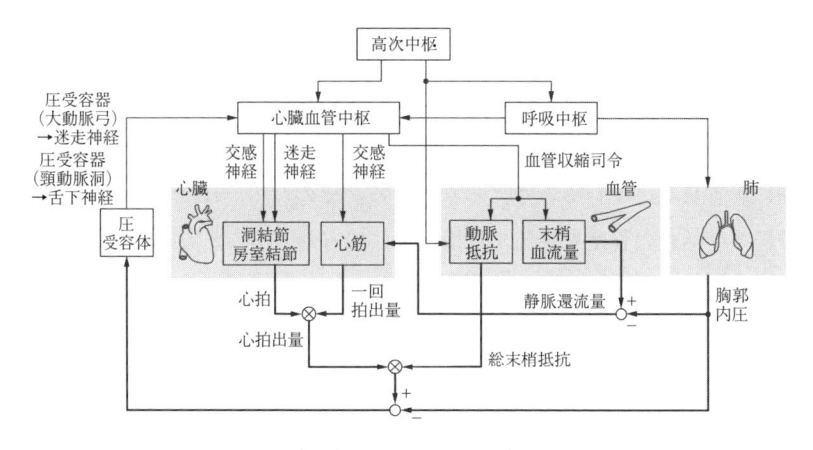

図 **5.3**　循環器系の自律調整系モデル（文献3) より改編）

図 **5.4** (a) は坐位安静時の心電図の一拍ごとの R 波と R 波の間隔（R-R interval，**R-R 間隔**）の時間変化を示したものである。この図に示されるように，R-R 間隔は坐位安静時にも一定の値を示すことはなく，つねにゆらいでいる。

---

†　イベント心電図と呼ばれる。

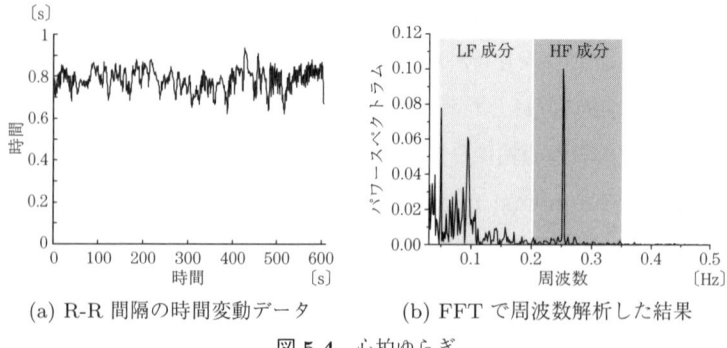

(a) R-R 間隔の時間変動データ (b) FFT で周波数解析した結果

図 5.4 心拍ゆらぎ

これを心拍ゆらぎといい，R-R 間隔の逆数を**瞬時心拍数**（instantaneous heart rate）という。図 (b) のグラフは，図 (a) の R-R 間隔の時間変動データを時系列データと見なし，**FFT**（高速フーリエ変換）で周波数解析を実施した結果である。このグラフに見られるように，心拍ゆらぎにはいくつかの特異なピーク周波数が見られる。周波数 0.05〜0.20 Hz の成分を LF (low frequency，低周波) 成分，0.20〜0.35 Hz の成分を HF (high frequency，高周波) 成分と呼ぶ。このうち，HF 成分に含まれる高いピークを**呼吸性不整脈**（respiratory sinus arrthmia, RSA）と呼ばれ，呼吸に伴う血圧などの変化が副交感神経を介して，心拍に影響を与えていると考えられている。そのため，HF 成分の大小は副交感神経系の活動の程度を評価する指標として有効であると考えられている。一方，LF 成分内に現れるピークは血圧変動の第 3 成分あるいは Mayer 波と呼ばれ，交感神経，副交感神経（sympathetic/parasympathetic nerve）の両者の活動の程度を評価する指標であるといわれている。

なお，個人差，生活場面によって呼吸周期は異なるので，0.20〜0.35 Hz 内の副交感神経活動度の指標となるパワースペクトル曲線の面積 S_{HF} を計算し，同様に LF 成分についてもその面積 S_{LF} を計算し，両者の面積比 S_{HF}/S_{LF} を自律神経活動度の指標とする場合が多い。

以上の，R-R 間隔を利用した自律神経機能の推定以外にも，覚醒度，睡眠深

度推定にこの R-R 間隔を利用した研究が多い．さらに心電図の R 波と脈波を同時に計測し，その時間差から血圧を推定しようとする試みがある．この心電図と脈波を利用した血圧測定方法については，5.4.1 項に詳しく述べる．

―― コーヒーブレイク ――

心 弾 図

より簡便な心拍計測方法がある．R 波が発生する時点では，心臓から大動脈に向かって大量の血液が送り出され，心臓自体も大きく回転するため，この動きを機械的振動として体外で計測することができる．図 13 上は寝具の掛け布団内の心臓の位置付近に加速度センサを縫い込み，この心活動の機械的振動をモニタしようとしている図であり，下のグラフは実際に計測された加速度波形である．この波形に示されるように，心電図 R 波の発生時刻に一致して，大きな加速変化が得ることができる．このように，心活動の機械的振動を記録したものを心弾図（cardioballistogram）という．

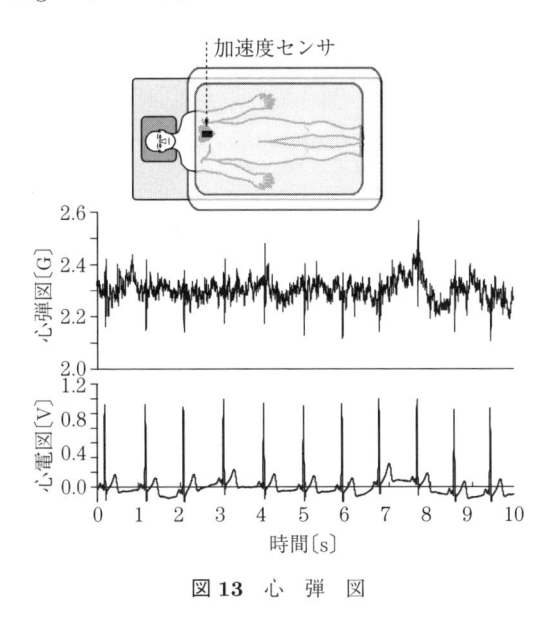

図 13　心 弾 図

5.1.2 筋電図の発生メカニズムと筋電図計測

図 5.5 に示すように，脳で筋を活動させようとすると，その指令信号は，脳から脊髄にある **α 運動ニューロン**（α motor neuron）に伝わる。α 運動ニューロンが発火するとその信号は運動神経を通り，**神経筋接合部**（neuromuscular junction）を介して**筋線維**（muscle fiber）に伝わる。筋線維では活動電位が発生し，神経筋接合部から筋の両端に向かって**活動電位**（action potential）が伝搬していく。この活動電位を計測したものが**筋電図**（electromyogram, EMG）である。

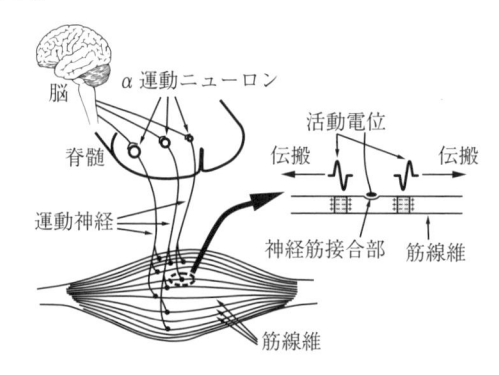

図 5.5　筋電図の発生メカニズム

筋電図を計測するための電極は，大きく 2 つに分けることができる。1 つは筋内に挿入して，筋線維のそばで筋線維の活動電位を計測する**針電極**（needle electrode）と**ワイヤ電極**（wire electrode）であり，計測される筋電図を**針筋電図**という。他の 1 つは，電極を皮膚表面に貼り付ける**表面電極**（surface electrode）であり，この表面電極によって計測された筋電図を**表面筋電図**（surface EMG）と呼ぶ。表面筋電図の平均電位は，数 μ～数 mV 程度で，筋電図計測には 1 000～10 000 倍の増幅器が必要である。筋電図の周波数帯域は 5～1k〔Hz〕程度である。針筋電図とは違い，表面電極では皮膚表面の筋からはなれたところで電気現象を観察することになり，複数の運動単位活動電位が加算されたものを観察していることになる。

図 5.6 に示すように，筋電図は機器の性能，電極条件，神経系の活動状態，筋線維の数やタイプ，生体のコンディションなど，さまざまな要因により影響

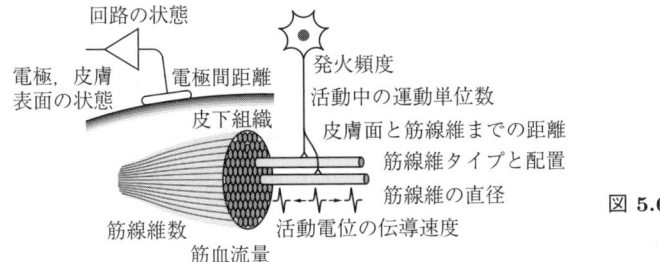

図 5.6 筋電図に影響を与える因子

を受けるので，筋電図に影響を与える因子をよく理解して計測や処理を行うことが大切である．

筋電図は，運動単位ごとの活動電位を電極で加算したものである．したがって，筋電図は，発揮筋力の尺度である．筋張力が低い場合は活動している運動単位は少ないが，張力が増加すると活動する運動単位の数は増加し，また α 運動ニューロンの発火頻度も増加するため，筋電図の振幅が上昇する．筋電図の振幅は筋張力によって変化するということになる．このような筋電図の振幅の評価のために平均振幅が算出される．**図 5.7** に示すように，その計算方法は 2 つあり，どちらもよく用いられる．

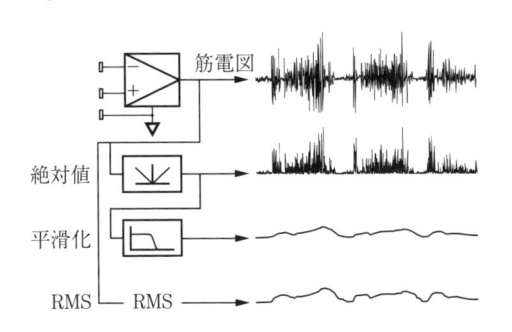

図 5.7 筋電図の振幅情報抽出の概要

1 つは，式 (5.1) に示すように，筋電図の波形を絶対値処理した後，ローパスフィルタで平滑化することで計算される．この一連の処理結果を筋電図の**整流化平均値**（average rectified value, **ARV**）と呼ぶ†．

---

† ローパスフィルタを用いる代わりに積分器を用いる場合を"積分筋電図"と呼ぶが，両者を混同して積分筋電図と呼ぶ場合も多い．

$$ARV(t) = \int_{-\infty}^{\infty} h(\tau) |e(t+\tau)| d\tau \tag{5.1}$$

もう 1 つの計算方法は，式 (5.2) に示すように，**自乗平均平方**（root mean square，RMS）である。これは一定時間区間の筋電図を 2 乗した後，区間内の平均を求め，その平方根をとったものである。

$$RMS(t) = \sqrt{\frac{1}{2T} \int_{-T}^{T} e^2(t+\tau) d\tau} \tag{5.2}$$

筋電図の **RMS** と筋張力の関係を図 **5.8** に示す。図に示すように，RMS と筋張力の間には単調増加関係がみられるが，筋の種類によってその特性関係が変化することに注意する必要がある。

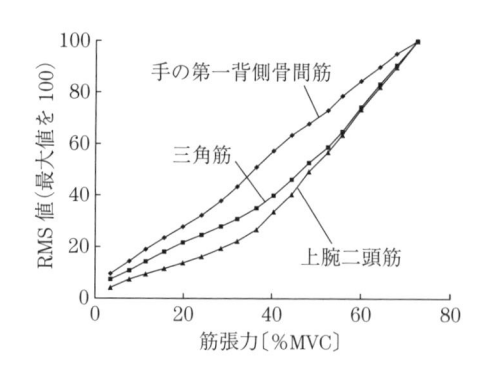

図 **5.8** RMS と筋張力の関係（文献4）より改編）

コーヒーブレイク

筋音図

収縮筋の体表面に加速度センサなどの振動トランスデューサを置くと，微細な振動が記録される。これが**筋音図**であり，筋の機械的活動を反映する信号である。

筋音図の発見は古く，Grimaldi(1665) にまでさかのぼるが，筋音図の本格的な研究が始まるのは 1980 年代以降である。その理由は，筋音図を計測する良好なセンサがなかったためである。"筋音図"の語源は，当初，聴診器，マイクロフォンなどを使っていたことに由来し，acoustic myogram（AMG）などの用語が使われていた。現在，Orizio[5] の提案した mechanomyogram（MMG）に統

一されつつある。日本では筋音図が一般的に使われているが MMG を直訳すれば"筋機図"となるかもしれない。

筋音図の発生メカニズムはまだ不明な点が多いが，筋音図は筋の電気的活動に対応した**機械的活動**（mechanical counterpart of myoelectrical actibity）を反映し，筋電図とともに筋収縮に関する機能情報を筋線維レベルで提供しうる重要な信号である。

図 14 に示すように，筋音図は神経パルスの頻度が高まるに伴って，その振幅やパワーが減少する特性を持つ。一方，筋活動電位は刺激頻度が増大しても融合することはないため，筋電図は，刺激頻度が変化しても振幅は一定であり，そのパワーは刺激頻度に伴って増大する。この特性が，筋電図と筋音図の最も大きな違いである。随意収縮時の筋音図は，表面筋電図と同様に不規則信号として扱える。そこに含まれる主要な周波数成分は 100 Hz 以下である。

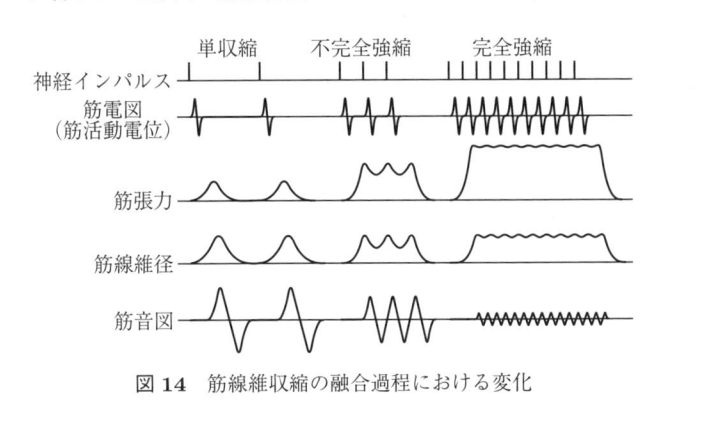

図 14 筋線維収縮の融合過程における変化

5.1.3 脳波の発生と脳計測

図 5.9 に示すように，**脳波**（electroencephalogram, EEG）とは，「脳内の個々の神経細胞の電気活動が頭蓋骨・皮膚を通して集合した頭部表皮での電位変化」ということになる。個々の神経細胞の電位変化はインパルス状であるが，頭蓋骨・皮膚のフィルタを通し，かつ非常に多数の信号の集合電位であるため，脳内の個々の神経活動を特定することは難しく，大まかな脳活動部位の推定の推定，活動の大きさの推定が脳波計測の主な目的となる。脳波の振幅は 50〜

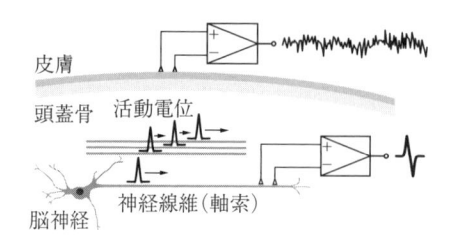

図 5.9　脳波発生のメカニズム

$100\,\mu V$，信号の持つ周波数帯域は $0.5 \sim 70\,\mathrm{Hz}$ であり，生体計測としては難しい部類に入る。

脳波は，空間的にも時間的にも脳内の複雑な電位変化の集合であり，計測に際しては，その目的に応じて，頭皮上に電極を貼付すればよい。ただ，まったく計測方法に基準がないのでは，臨床現場では使用できない。そこで，図 5.10 に示すように，国際的な電極貼付位置の基準がある。これを**国際脳波学会連合標準電極配置法**（standard position of the ten-twenty electrode placement system）あるいは **10/20 法**と呼ぶ。10/20 法と呼ばれる理由は，頭頂部を中心として同心円上に電極を貼付するに際して，半径あるいは円周の 10%，20% 位置に電極を設置するためである。位置の呼称も，O_1，C_2，F_3，T_4 というように，国際的に決まっていることに注意して欲しい。

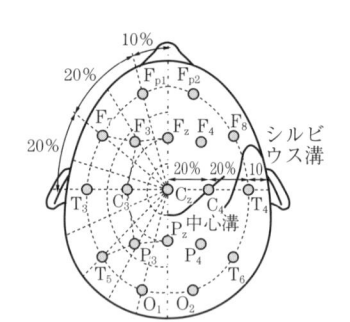

図 5.10　国際脳波学会連合標準電極配置法（10/20 法）

ところで，10/20 法では，各々の電極で計測する電位を単極誘導で計測している。すなわち，4.2 節で示したような差動増幅器を用いた双極誘導ではなく各々の電極位置における電位をそのまま増幅している。そのため，グラウンドをどこにとるかによって，計測波形は変化する。10/20 法では，耳たぶ（earlobe）

をすべての増幅器のグラウンドとしている．もちろん，脳波によってゲームをコントロールするなど，計測を製品に組み込む際には，国際基準に合わせる必要はなく，例えば，前額部の2点間の電位差を差動増幅するなど，自由に設定して構わない．

さて，脳波計測の最大の用途は被検者の**覚醒度**の計測であろう．脳波と覚醒度との間には密接な関係があることが広く知られている．図 **5.11** に覚醒時から深い睡眠までの5段階の典型的な脳波を示す．この図に示すように，脳波は大まかに，α 波，β 波，δ 波，θ 波の4つの典型的な波形が覚醒度の応じて顕著に現れるが，それだけでないことに注意して欲しい．なお，睡眠計測に関しては7.1節に詳しく述べる．

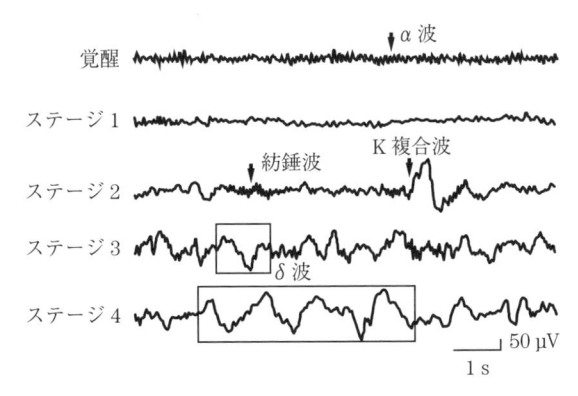

図 **5.11** 睡眠深度ごとの典型的な脳波（文献8) より改編）

ところで，脳波は不定波形であり，脳波計測に際しては，ちゃんと計測できているのか不安になる場合が多い．脳波計測のチェックに便利な方法があるので，最後に紹介したい．図 **5.12** に頭頂葉，後頭葉（10/20法の P_3, O_1) には，

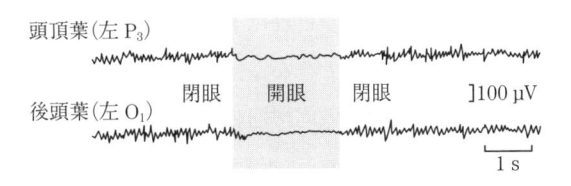

図 **5.12** 開眼/閉眼時の脳波の違い

閉眼してリラックスしている状態では，α波が顕著に現れるが，開眼すると，α波が消え，β波が顕著に現れる．筆者らも，脳波計測では実験の最初にこの**開眼/閉眼テスト**をよく用いている．

5.1.4 眼電位の発生と眼電位計測

眼電位（electrooculogram, EOG）発生のメカニズムを図 **5.13** に示す．図 (a)，図 (b) に示すように，眼球では，**角膜**（cornea）表面が**網膜**（retina）に対してプラスに帯電している．そのため眼球を挟むように電極を取り付け，その電位差を差動増幅すると，図 (c) の等価回路に示すように，眼球が動くとちょうど両電極間に存在する可変抵抗上を電池が移動すること等価になる．そのため，差動増幅器の出力には眼球運動（eye movement）に相当する電位変化が現れる．眼電位信号の大きさは，振幅が $0.1 \sim 0.5\,\mathrm{mV}$，周波数帯域は，$\mathrm{DC} \sim 200\,\mathrm{Hz}$ である．

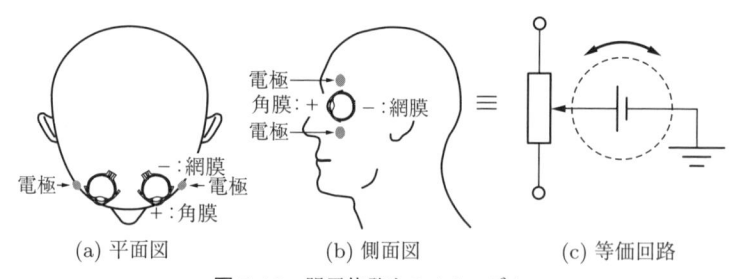

図 **5.13** 眼電位発生のメカニズム

図 **5.14** に眼電位法を用いて眼球運動の計測例を示す．図 (a) に電極の装着方法を示し，図 (b) に眼球運動の時間波形を左右方向，上下方向に分けて示す．図に示されるように，注視点の移動に伴う眼球運動が計測できていることがわかる．ところで，図 (b) の計測終了間際に上下方向に大きな電位の変化が記録されていることに気付くであろう．これは**瞬き**（blink）による電位変化であり，瞬き時には眼球の垂直方向に大きな電位が記録される．

なお，眼球運動には，両眼が同方向に回転する動き以外に，遠近調節のための両眼が異なる方向に動く**輻輳**（convergence）がある．この輻輳を記録したい場合には，各々の眼球に電極を別個にセットする必要がある．

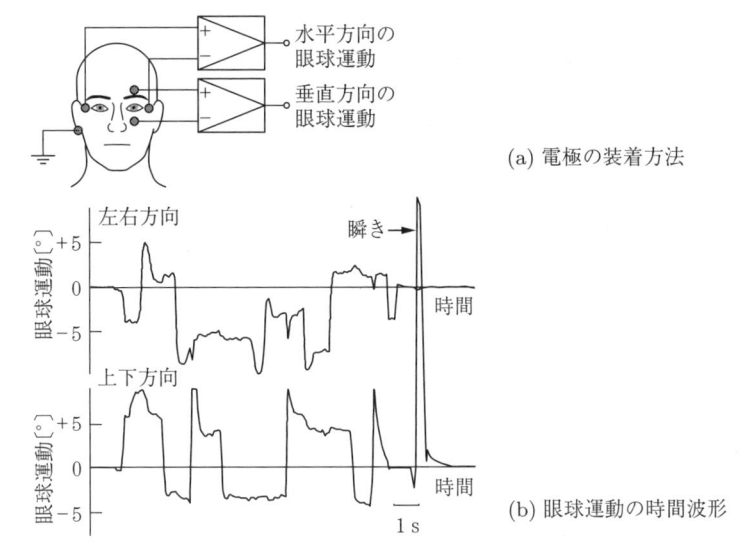

図 5.14　眼電位法による眼球運動の計測例

ところで，眠くなると瞬きが増える．すなわち覚醒度と瞬きの頻度との間には関係がある．そのため，覚醒度を計測するために眼電位法が用いられることがある．また，眼振あるいは**眼球振盪**（nystagmus）と呼ばれる，自分の意志と無関係に発生する眼球運動がある．この眼振の診断にも眼電位法を用いることができる．以上の瞬き計測，眼振計測の場合，周波数帯域をDCにまで拡張する必要はないことに注意したい．

眼球運動を計測する他の方法として，赤外線を角膜に反射させ，その反射光を計測することによって眼球運動を計測する**角膜反射法**（corneal reflex method）などがよく知られている．

5.1.5　胃電図の発生と胃電図計測

図 5.15 に**胃電図**（electrogastorogram，EGG）発生のメカニズムを示す．胃では，胃体上部3分の1の大弯側付近のペースメーカより，1分間に約3回の頻度，すなわち0.05 Hz程度の頻度で電気活動が発生し，幽門側へと伝搬し，この電気活動の伝搬に伴って，**輪状筋**を中心とした**蠕動運動**，すなわち筋の

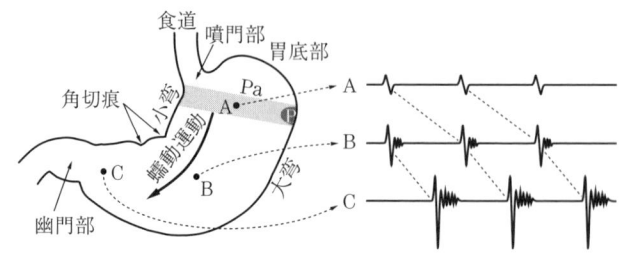

図 5.15 胃電図発生のメカニズム

収縮によって生じたくびれが，徐々に幽門側へ移行する．胃電図とは，この胃から発生する電気信号を腹壁を通して経皮的に記録する方法である．

胃電図は，その信号電位が低いこと，周波数が極端に低いこと，腹腔内における胃の位置や形状の個人差が著しく，また胃近傍には心臓や横隔膜などの強い起電力を有する臓器があるため，経皮的記録は困難であった．しかし近年の半導体技術の進歩により，比較的容易に計測できるようになった．

図 5.16 に示すように，電極の貼付位置は，左右鎖骨中線上の剣状突起と臍の間を4等分する上4分の1の高さの点(1)，(2)とし，その間の電位差を差動増幅器で増幅するのが最も優れた誘導法であるとする報告がある．また，胃電図の電力は，小さい電極で記録するほど弱く，電極の表面面積が増加するとともに滑らかになることもわかっている．

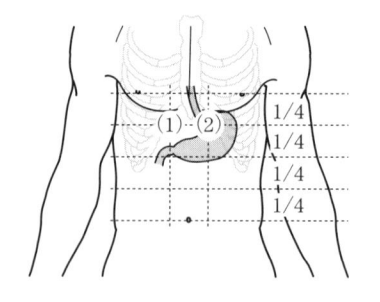

図 5.16 胃電図計測のための電極の貼付位置

図 5.17 に胃電図アンプ回路を示す．初段に増幅率20倍の差動増幅器，次段に帯域 0.030〜1.026 Hz の2次のバンドパスフィルタ回路，出力段に増幅率30倍の非反転増幅器を設けている．トータルの増幅度は600倍である．

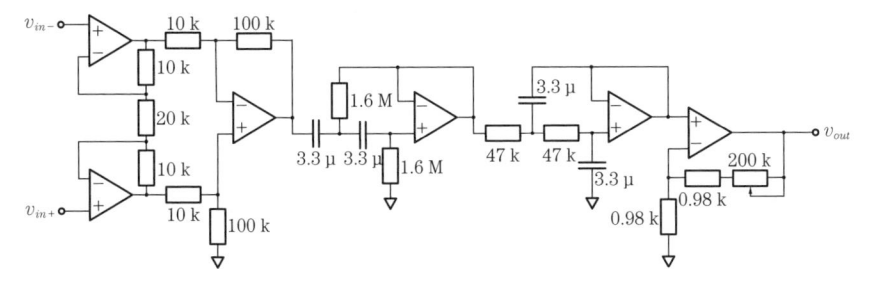

図 **5.17** 胃電図アンプ回路

図 **5.18** (a) に胃電図の計測波形例を示し，図 (b) に食事前後の胃電図波形に対する周波数分析結果の**ランニングスペクトル**（running spectrum）[†]を示す。この例では，被験者は 12 時間の絶食後，座位の状態で，白飯 1 合を食べたときの食前，食中，食後の計 30 分間のスペクトル変化を示したものである。図 (b) に示すように，食事を始めてから徐々にパワーが大きくなり，食事終了後は徐々に小さくなっているのがわかる。このように胃電図は胃の運動を知るのに適し

(a) 胃電図の計測波形例

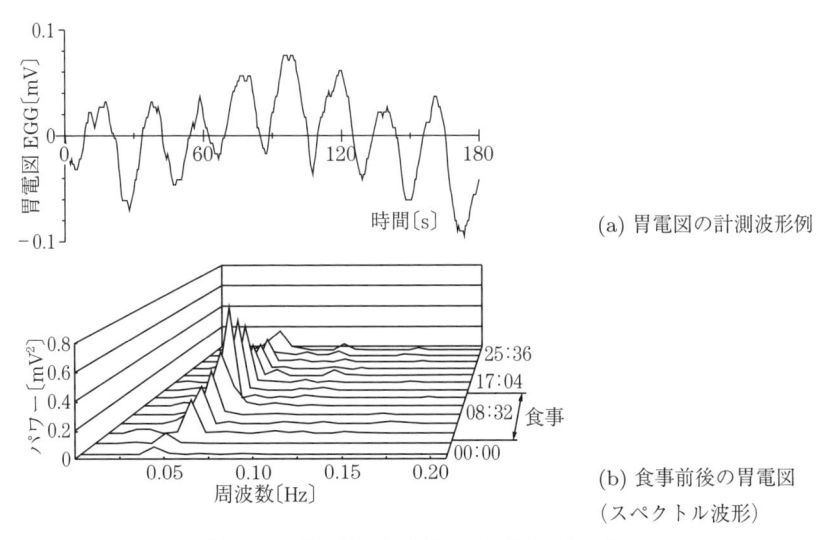

(b) 食事前後の胃電図
（スペクトル波形）

図 **5.18** 胃電図とそのランニングスペクトル

[†] 一定時間ごとの時間波形の周波数解析を繰り返すことで，周波数スペクトルの変化を示したもの。

ているが，精神的ストレスによって胃の運動が影響を受けることから，メンタルストレスの評価に応用する研究もある。

5.1.6 電気インピーダンスの計測

生体計測では**生体インピーダンス法**（bioelectrical impedance analysis）がよく利用される。最も身近な生体インピーダンス計測は**体脂肪計**（body fat meter）である。これは，電解液である体液が良導体であるにもかかわらず，脂肪が不導体であるため，体脂肪（somatic lipid）が増加するに従って，人体の電気インピーダンスが増加することを利用したものである。家庭用の体脂肪計では，微弱な高周波電流を人体に流すことによって，インピーダンスを測定している。

表 5.2 に生体インピーダンス法の計測対象となる項目をまとめた。この表に示されるように，体内での変化がインピーダンスの変化をもたらすような現象に対しては，生体インピーダンス法が有効であり，さまざまな応用が研究されている。

表 5.2 生体インピーダンス法の計測対象

対象	説明
体脂肪／筋肉量の推定	体脂肪が不導体であることを利用。
皮膚反射電位による精神的ストレスの定量評価	手掌発汗が交感神経の支配を受けていることを利用。嘘発見器はこの原理を使用している。
皮膚水分計，浮腫の定量測定	皮膚の水分量によって，皮膚のインピーダンスが変化することを利用。
筋収縮計測	筋収縮の状態によって，電気インピーダンスが変化することを利用。
呼吸計測	肺に空気が出入りすることで，胸郭のインピーダンスが変化。
血流計測	血液量が変化することでインピーダンスが変化を利用。

図 5.19 は，**手掌発汗**（palmar sweating）の計測のための計測回路を示したものである。図 (a) は手掌発汗によって，皮膚のインピーダンスが変化することに着目し，そのインピーダンスの変化をブリッジ回路で計測しようとした

5.1 生体電気信号の計測

(a) 手掌発汗の計測のための回路

(b) 図(a)の等価回路

(c) 手掌インピーダンス計測回路

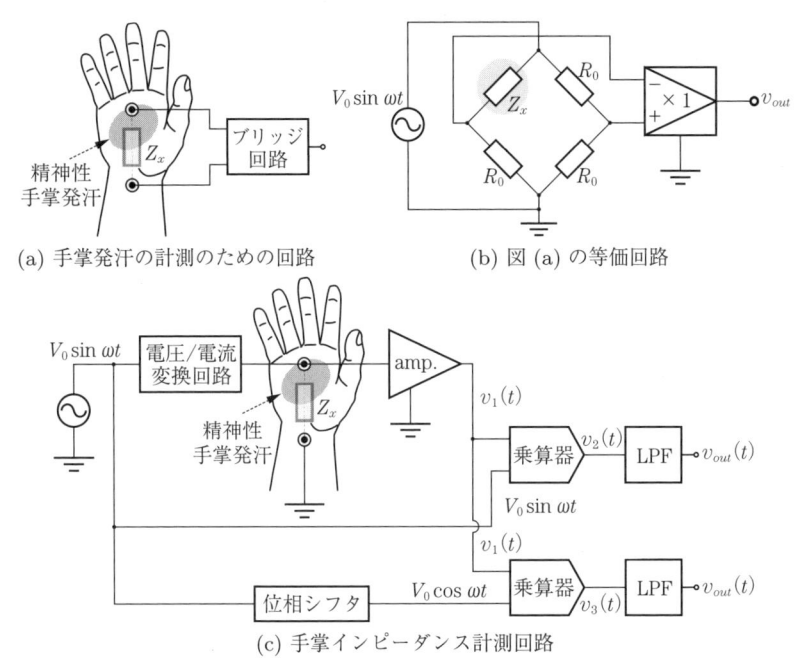

図 **5.19** 手掌発汗の計測（文献6）より改編）

ものである．手掌と手首に電極を貼り，その両端を未知の抵抗として，ブリッジ回路につないでいる．図(b)は手掌のインピーダンスを Z_x として，ブリッジ回路の一部に組み込んだ図(a)の等価回路である．ところでインピーダンス Z_x は一般に純粋な抵抗ではなく，抵抗とコンデンサが複雑に組み合わさった回路となっている．したがって，図(b)のブリッジ回路に加える電圧も交流電圧である必要がある．そのため，ブリッジ回路の出力電圧 $v_{out}(t)$ も式(5.3)に示すように，振幅と位相の両者が変化する波形として記録され，その波形から手掌発汗に由来するインピーダンスの変化を推測する必要がある．

$$v_{out}(t) = v_1 \sin(\omega t + \varphi) \tag{5.3}$$

図(c)は，アナログ乗算器とローパスフィルタを用いて，リアルタイムにインピーダンスの変化をそのまま波形として計測しようとする回路である．この回路において，手掌発汗による手掌のインピーダンスの時間変化 $Z_x(t)$ のレジ

スタンス成分の時間変化を $R_x(t)$, リアクタンス成分の時間変化を $X_x(t)$ とすると

$$Z_x(t) = R_x(t) + jX_x(t) \tag{5.4}$$

である。したがって，電圧/電流変換器によってこのインピーダンス $Z_x(t)$ に電流 $I_0 \sin \omega t$ が流れるとすると，増幅器（amp.）の出力 $v_1(t)$ は

$$V_1 = I_0 Z_x(t) = I_0 \{R_x(t) + jX_x(t)\} \tag{5.5}$$

より，増幅器の出力

$$v_1(t) = AI_0 \{R_x(t) \sin \omega t + X_x(t) \cos \omega t\} \tag{5.6}$$

となる。この $v_1(t)$ と，元の電源電圧 $V_0 \sin \omega t$ を乗算器に入力すると，乗算器の出力 $v_2(t)$ は

$$\begin{aligned} v_2(t) &= AI_0 \{R_x(t) \sin \omega t + X_x(t) \cos \omega t\} * V_0 \sin \omega t \\ &= AI_0 V_0 \{R_x(t) \sin \omega t \sin \omega t + X_x(t) \cos \omega t \sin \omega t\} \\ &= AI_0 V_0 \left\{ R_x(t) \frac{1 - \cos 2\omega t}{2} + X_x(t) \frac{\sin 2\omega t}{2} \right\} \end{aligned} \tag{5.7}$$

となる。ここに，ω がインピーダンスの変化に比べて，十分高周波であるとすると，ローパスフィルタによって $\sin 2\omega t$, $\cos 2\omega t$ の成分が除去され

$$v_{out}(t) \cong \frac{AI_0 V_0}{2} R_x(t) \tag{5.8}$$

となる。すなわち，回路の出力にインピーダンス $Z_x(t)$ のレジスタンス成分の変化 $R_x(t)$ に一致した出力電圧変化を得ることができる。また，位相シフタを通して，電源電圧 $V_0 \sin \omega t$ の波形を $90°$ 位相をずらした $V_0 \cos \omega t$ と，増幅器の出力 $v_1(t)$ を乗算器に入力すると，乗算器の出力 $v_3(t)$ は

$$\begin{aligned} v_3(t) &= AI_0 (R_x(t) \sin \omega t + X_x(t) \cos \omega t) * V_0 \cos \omega t \\ &= AI_0 V_0 (R_x(t) \sin \omega t \cos \omega t + X_x(t) \cos \omega t \cos \omega t) \\ &= AI_0 V_0 \left(R_x(t) \frac{\sin 2\omega t}{2} + X_x(t) \frac{1 + \cos 2\omega t}{2} \right) \end{aligned} \tag{5.9}$$

となり，ω が高周波で，ローパスフィルタによって $\sin 2\omega t$, $\cos 2\omega t$ の成分が除去されると

$$v_{out}(t) \cong \frac{AI_0 V_0}{2} X_x(t) \tag{5.10}$$

となり，回路の出力にインピーダンス $Z_x(t)$ のリアクタンス成分の変化 $X_x(t)$ に一致した出力電圧変化を得ることができる。

では，手掌にどの程度の高周波を流すかであるが，2章で電気の安全について記したが，人体に電流を流す場合には，できるだけ高周波電流であることが望ましい。しかも，インピーダンス Z_x の変化に対して，できるだけ大きな電圧変化を得たい。皮膚のインピーダンス変化を測定する場合には 1 kHz までの周波数，筋肉のインピーダンスの場合は数 kHz，血流の変化を測定する場合には数，MHz がよいとされているので，これを目安にするとよい。

コーヒーブレイク

皮膚電気反応

嘘発見器（lie detector）に見られるように，**皮膚電気反応**（galvanic skin response, GSR）は自律神経機能の評価方法として古くから用いられてきた。この GSR 以外にも，末梢神経の電気刺激に手掌，足底に電位が発生する。これらの皮膚抵抗の変化，電位の発生などをまとめて**皮膚電気活動**（electrodermal activity, EDA）と呼ぶ。すなわち，EDA には，**皮膚抵抗変化**（skin resistance change, SRC）と**皮膚電位活動**（skin potential activity, SPA）の2つがあることになる。なお，GSR はこの SRC と皮膚電位活動のうちの**皮膚電位反射**（sympathetic skin response, SSR）の成分も含まれているといわれている。

5.2 電 極

心活動，筋活動などの生体電気現象の計測に欠かせないのが**電極**である。**表 5.3** に電極の種類を列挙した。電極には，最もポピュラーな**皮膚表面電極**（skin surface electrode），筋活動の詳細な情報を得るために用いられる針電極，ワイヤー電極，最近，実用レベルに達しつつある**静電容量結合型電極**（capacitively

表 5.3　電極の種類

電極の種類	用　途	欠　点
皮膚表面電極	最もポピュラーな電極，ペーストなどを使用して，皮膚との密着性を保持。心電図，筋電図，脳波などの計測に使用。	ペーストによるかぶれ，長時間計測によるペーストの乾き。
針電極	皮膚を貫いて，神経，筋線維付近の詳細な電気活動の記録に使用。	被検者の苦痛。体動を伴う計測は困難。長時間計測で抜けにくくなる。
静電容量結合型電極	近年，実用レベルに達しつつある電極。被服の上からの心電図，筋電図の計測が可能。	電極と皮膚の間に空気が入ると，計測できなくなる。体動に弱い。
ドライ電極	皮膚表面電極と静電容量結合の中間の性質を持つ電極。ペーストが不要で，皮膚のかぶれの心配も少ない。	皮膚との密着性をよくする必要がある。皮膚表面に設置するため，被検者の不快感がある。

coupled electrode)，静電容量結合型と皮膚表面電極の中間的な性質を持つ**ドライ電極**（dry electrode）の4種に大別できる。

このうち，針電極は神経線維，筋線維付近に電極を設置するため皮膚を貫通する必要があり，被検者の苦痛が大きいため，日常計測には向かない。以下，皮膚表面電極から順に電極を説明する。

5.2.1　皮膚表面電極

皮膚表面電極（あるいは皮膚電極）は生体電気信号の計測には不可欠である。電極を考えるうえで最も重要な点は，以下の3つである。

(1) 生体との間に安定した状態で良好な接触が保たれること。

(2) 電極インピーダンス，接触インピーダンスが小さいこと。

(3) **分極電圧**（polarization potential）が小さいこと。

このうち，(1)，(2)の条件を満たすため，皮膚表面電極を使用する場合，皮膚と電極の間に生理食塩（saline）などの電解質を混ぜ込んだペーストなどを挟み込むことが必要となる。そのため，このペーストが皮膚のかぶれを引き起こす原因となる。さらに図5.20(a)に示すように，電極と皮膚との境界で発生する分極電圧が問題となる。すでに説明したように，体内は電解液（electrolyte solution）で満たされている。そのため，生体内での電荷のキャリア（担体）は

(a) 皮膚表面電極による生体計測　　(b) 分極電圧発生のメカニズム

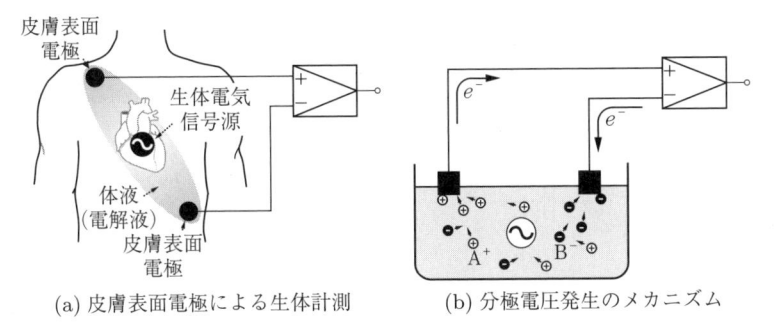

図 **5.20**　皮膚表面電極

イオンとなる。一方，電極ならびに増幅器での電流は電子の流れそのものである。その結果，図 (b) に示すように，電極とペーストの境界面でイオンが滞留し，これが分極電圧発生の原因となる。

この分極電圧は電極として使用する金属の種類に関係し，銅で約 150 mV，鉄で約 500 mV，金，白金の場合，数 100 mV と不安定な電圧となる。このような事態を避けるため，皮膚表面電極には銀/塩化銀（Ag/AgCl）が使用される。銀/塩化銀電極の場合，分極電圧は約 100 μV であり，生体電気現象の計測には問題が生じにくい。

5.2.2　静電容量結合型電極とドライ電極

次に静電容量結合型電極を解説する。前項の皮膚表面電極では，皮膚と電極の間を一種の抵抗で接続したとすることができる。すると，皮膚と電極の間をコンデンサで結合しても生体電気信号を導出できるのではないか，というのが静電容量結合型電極（capacitively coupled electrode）の計測原理である[†]。

図 **5.21** (a) に静電容量結合型電極の計測原理を示す。最も簡単な計測原理は，電磁気学で習うコンデンサの原理と同じである。すなわち，金属表面から離れた位置で電気的な変動が生じた場合，金属表面にその電気的な変動に応じて電荷が発生，消滅するという原理である。実際には，心臓などの生体内電気信号

[†] コンデンサ結合型電極と呼ぶ場合もある。

C_E : 生体電気信号源と電極間のキャパシタンス
C_G : 生体−大地−回路間キャパシタンス
C_{in} : 初段アンプの入力キャパシタンス
R_{in} : 初段アンプの入力抵抗
V_{heart} : 生体電気信号の電圧
V_{in} : 初段アンプが受け取る信号電圧

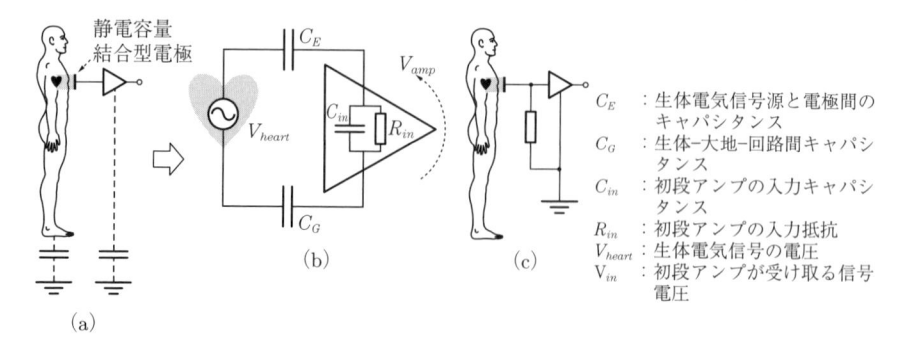

図 5.21 静電容量結合型電極の計測原理

源と金属板の間にコンデンサを仮定すればよいであろう。

図 (b) は，生体内の電圧 V_{heart} の電気信号源，初段のアンプの入力段のインピーダンス（抵抗成分を R_{in}，容量成分を C_{in} とする），ならびに人体とグラウンドの間のインピーダンス（人体とグラウンドの間に結線がない場合を想定し，容量 C_{Gb} のコンデンサでグラウンドと結合しているとした），アンプとグラウンドの間のインピーダンス C_{Ga} から構成される静電容量結合型電極による生体計測回路の等価回路を示したものである。

この等価回路において，初段のアンプの入力段に発生する電圧 V_{amp} は式 (5.11) で与えられる。

$$\frac{V_{in}}{V_{heart}} = \frac{1}{\dfrac{1}{j\omega C_E R_{in}} + \dfrac{C_{in}}{C_E} + \dfrac{1}{j\omega C_G R_{in}} + \dfrac{C_{in}}{C_G} + 1} \qquad (5.11)$$

この式において，$C_{in} \ll C_E, C_G$, $R_{in} \gg 1$ であれば，すなわち初段のアンプの入力抵抗値が十分の大きく，入力静電容量値が十分小さければ，式 (5.11) は

$$\frac{V_{in}}{V_{heart}} \cong 1 \qquad (5.12)$$

となり，生体内の電気活動電位を初段のアンプの電圧として取り出すことができる。生体電気信号の計測研究の初期の研究にも同様な発想があったと聞くが，当時の増幅器にはこの条件を満たすものがなかった。

ちなみに筆者が使用している OP アンプの入力抵抗は 10 TΩ，入力キャパシタンス 1 pF であり，初期の代表的な OP アンプである 741 のそれが 2 MΩ，入力キャ

パシタンス 1.4 pF であることを考えると，いかに技術が進歩したかがわかる。

ところで，静電容量結合型電極の場合，電極と衣服のすれなどにより発生した静電気が電極表面に貯まり，出力電圧が飽和する現象をよく経験する。この静電気による飽和を防ぐために，筆者等は図 (c) に示すように，電極とグラウンドの間に抵抗を入れ，静電気を逃がす工夫を行っている。ただし，式 (5.12) が成立しにくくなることも事実であり，抵抗の選択に関しては一考を要する。

図 5.22 に静電容量結合型電極による心電図計測例を示す。図 (a)，図 (b) は，差動増幅による心電図計測結果であり，いずれも関電極は静電容量結合型電極である。図 (a) の場合，不関電極として，同様に静電容量結合型電極を用いているが，図 (b) の場合，不関電極も被験者に装着しない。図 (c) はさらに，差動増幅も止め，単極誘導で心電図を記録した結果である。この場合，結局金属板

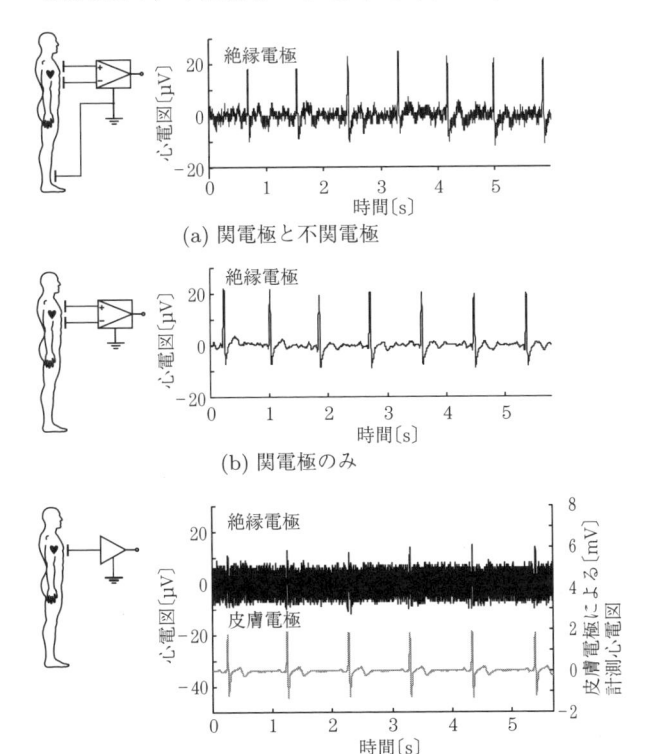

(a) 関電極と不関電極

(b) 関電極のみ

(c) 単極誘導のみ

図 5.22 静電容量結合型電極による心電図計測例

1枚を生体に近づけただけということになるが，大きな雑音に心電図のR波が重畳している様子がわかる。

経験的には，皮膚と電極の間に空気が存在する条件では，1mm以下でも測定は難しくなるが，間に衣服，プラスチックフィルムなど，一定の誘電率が期待できる物質が間にある限り，問題は生じなかった。例えば，手近のコピー用紙を間に挟み，何枚まで計測可能か調べたが，厚さが50cmであっても問題なく計測できた。

本節の最後として，ドライ電極を紹介する。図5.23に皮膚表面電極，静電容量結合型電極，ドライ電極の等価回路を示す。図では比較のため，各々の電極の主要なインピーダンス成分のみを記している。図に示すように，皮膚表面電極は大まかには電極と皮膚が抵抗を介して結合，静電容量結合型電極はコンデンサを介して結合，そして，ドライ電極はその中間で，抵抗とコンデンサの両方で結合しているとすることができる。

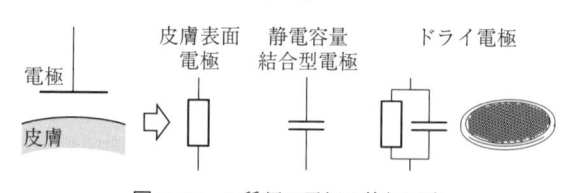

図5.23 3種類の電極の等価回路

ドライ電極ではペーストなどは使用せず，皮膚に電極を直接密着させることとしている。また，その密着性をよくするため，図右端に示すように，電極表面に小さな突起を多数形成させている。ドライ電極は皮膚表面電極と静電容量結合型電極のよい点を併せ持った電極とすることができ，長時間にわたって，皮膚のかぶれを気にすることなく使用できるとしている。

5.3 雑音の発生と対策

生体電気信号は微弱な電位であり，**雑音** (noise) の混入に悩まされることが多い。ここでは，生体計測における雑音の種類とその対策について記す。図5.24

5.3 雑音の発生と対策

```
雑音 ┬ 内部雑音(1)
     │   ・回路素子内部で発生する雑音
     │       熱雑音(ジョンソン雑音)，ショット雑音，フリッカ雑音等
     │   ・皮膚-電極面で発生する雑音
     └ 外部雑音
         ・静電誘導による商用交流(50/60 Hz)の混入(2)
         ・電磁誘導による雑音の混入(電力線，トランスの漏れ磁束)(3)
         ・電源ラインに重畳してくる雑音(4)
         ・ベッド，床などへの漏れ電流が身体を伝って混入(漏洩交流雑音)(5)
         ・電波による雑音(6)
         ・その他の雑音(機械的振動，対象以外の生体信号)(7)
```

図 **5.24** 生体計測に発生する雑音の種類

に雑音の種類を示す．図に示されるように，雑音は大きく2種類に分類できる．1つは計測回路ならびに電極部で発生する**内部雑音**であり，もう1つは，外部から混入する雑音である．**図 5.25** に**外部雑音**の混入経路を図示した．図内の"()"で括られた番号と，図 5.24 で分類された雑音の行末に付した番号は対応している．

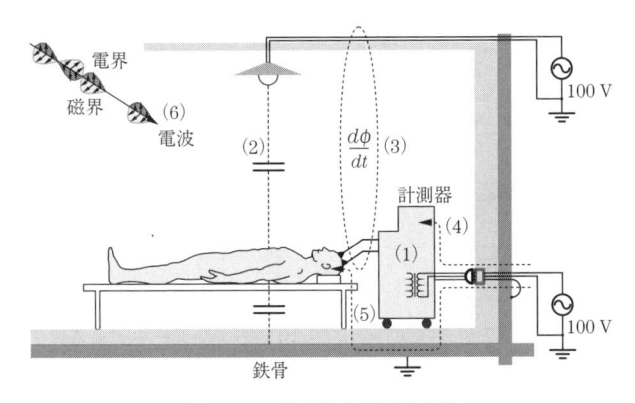

図 **5.25** 外部雑音の混入経路

この内部雑音 (1) のうち，計測回路内部で発生する雑音としては，導体，半導体内において電子が熱的に励起され，ブラウン運動することで発生する**熱雑音**（thermal noise, ジョンソン雑音），直流電流のゆらぎが原因の**ショット雑音**（shot noise）などがあるが，これらの計測回路内部で発生する雑音は**白色雑音**（white noise），すなわちあらゆる周波数成分をほぼ均等に有する雑音であ

り，フィルタで落とすことは困難である。解決策は，できるだけ回路をシンプルにまとめ，雑音発生のチャンスを減らすことくらいしか対策はない。

外部から混入する雑音については，図 5.24 ならびに図 5.25 に示すように，(2) の**静電誘導**（electrostatic induction）による雑音混入，(3) の**電磁誘導**（electromagnetic induction）による雑音混入，(4) の**電源ライン**に重畳してくる雑音，(5) のベッド，床などへの**漏れ電流**（leakage current）が身体を伝って混入する**漏洩交流雑音**，(6) の**電波**による雑音の 5 つがある。

このうち，(2) の静電誘導による雑音混入を理解するためには，建物の鉄骨がグラウンドに落ちていることを知っておく必要がある。そのため，図 5.25 ならびに**図 5.26** (a) に示すように，商用 100 V で駆動する室内天井の照明器具，あるいは室内のパソコンなどの電気器具と被検者の間にはコンデンサ C_2，被検者と床の鉄骨の間にはコンデンサ C_1 が形成されることになり，被検者にはこの 2 つのコンデンサで分圧された電圧 V_{noise} が発生することになる。

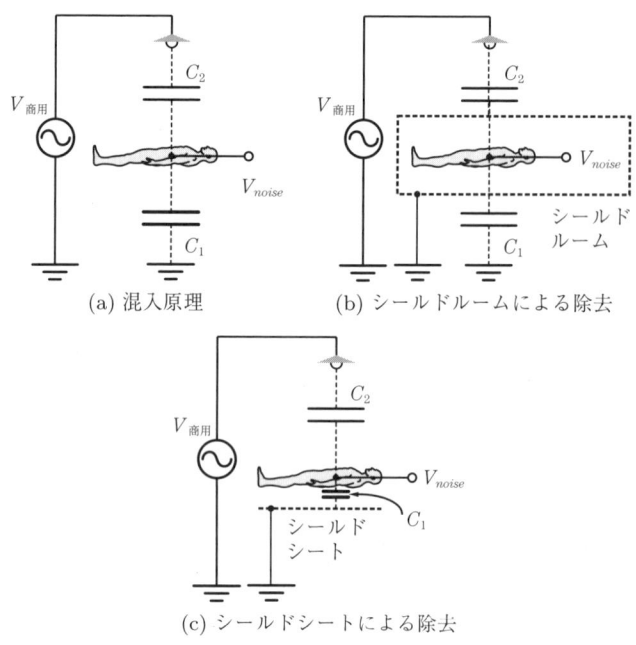

図 **5.26** 静電誘導雑音の混入原理と除去方法

5.3 雑音の発生と対策

この誘導性雑音を除去する 2 つの方法を図 (b), 図 (c) に示す．図 (b) は**シールドルーム**（shielded room）による方法であり，被検者の周りをグラウンドに接続した金属の金網で覆う方法である．このシールドルームよって被検者の周りはすべて 0 V となり，$V_{noise} = 0$ となる．ただし，シールドルーム内に商用交流で駆動する照明器具を設置する，あるいはシールドルーム内に商用電源駆動のパソコンを持ち込むことは避ける必要がある．このようなシールドルーム内への商用交流電源の引き込みは，シールド効果をなくすことになる．

図 (c) は**シールドシート**（shielded sheet）による方法であり，被検者の体の下にグラウンドに接続された金属の金網あるいは導電性の布を敷く方法である．このシールドシートによって，2 つのコンデンサによって分圧された被検者の体に現れる電圧は 0 V に近くなる．このシールドシートはシールドルームと異なり，持ち運びが可能なことから，日常計測では有用である．

次に，図 5.24 (3) の電磁誘導による雑音混入について検討しよう．図に示すように，例えば，天井の電線に流れる交流電流がその周りに発生する磁界を変化させ，その磁界の変化が信号ケーブルに交流雑音電流を発生させる．これが電磁誘導による雑音の混入である．**図 5.27** (a) に電磁誘導による雑音混入の模式図を示した．さて，この電磁誘導性雑音を除去することは一般に非常に困難である．最も効果的な方法は，パーマロイなどの透磁率の高い物質で被検者を**磁気シールド**することであるが，一般に高価であり，シールドルーム同様，日常計測には向いていない．実際的な対処方法は，図 (b) に示すように，信号

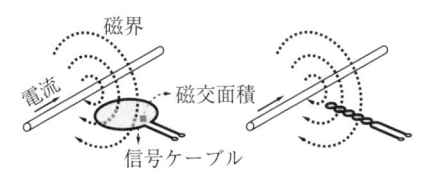

(a) 雑音混入の模式図　(b) より線ケーブルによる磁交面積の縮小

図 5.27　電磁誘導による雑音の混入

ケーブルをより線にし，磁界が影響を与える信号ケーブルの**磁交面積**(じこう)を小さくすることである。

図5.24(4)の電源ラインに重畳して混入する雑音は，商用交流を電源として使用している限りは，除去が難しい雑音の1つである。特に小型・軽量であることから，日常計測においてはスイッチング電源を使いたくなる。しかし，スイッチング電源の場合，スイッチング動作に伴う雑音が混入する場合が多い。生体計測においては，重量，体積において不利であるが，**シールドトランス**など，しっかりした電源を用いる必要がある。

また，**図5.28**に示す**アイソレーションアンプ**（isolation amplifier）をプリアンプの後段に設置し，電源ラインにのったノイズがプリアンプに混入しない工夫も効果がある。図に示されるように，このアイソレーションアンプでは，信号，電源ともにトランスで電気的に切り離されている。2章に示した心電図用計測器にも用いられており，電気ショック防止の点でも効果がある。

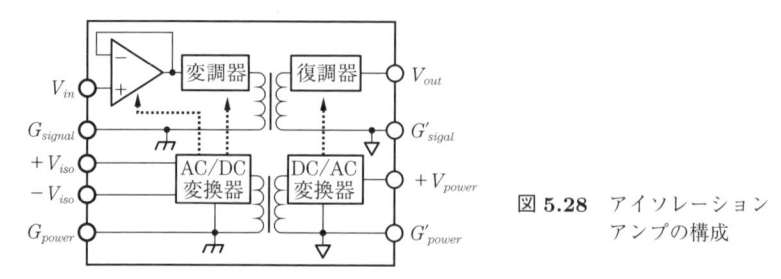

図5.28　アイソレーションアンプの構成

なお，最も効果的なのは商用交流の使用を諦め，電池で駆動することである。この場合，生体計測回路以外のパソコンなどもすべて電池駆動にする必要がある。**図5.29**に電池駆動の計測器で計測した生体計測における電池駆動の効果

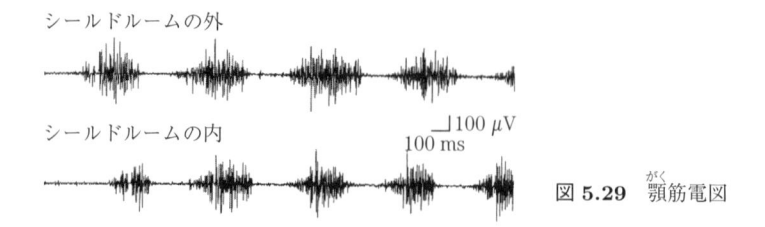

図5.29　顎筋電図(がく)

の例を示す．上段がシールドルーム内での計測例，下段がパソコンなどの電気機器が駆動する雑音が混入しやすい実験室内での計測例である．図が示すように，計測系をすべて電池駆動することによって，ほぼ雑音のない計測が可能であることを示している．

図 5.24 (5) の**漏洩交流雑音**の混入の経路を**図 5.30** (a) に示す．図に示されるように，交流電源と被検者の間に異なるインピーダンス Z_a, Z_b, Z_c が存在すると，被検者周りの各所（例えば点 A, B）で電位差が生じ，この電位差が雑音となって，生体信号に混入する．この漏洩交流雑音を除去する最も簡単で，確実な方法は，被検者周りの導体部分の電圧をすべて 0 V にすることである．この方法はすでに 2 章の電気の安全の説明で，EPR として説明済みである．このように，EPR は電気ショック事故を防止するだけでなく，雑音除去の観点からも重要である．

(a) 雑音混入の経路　　(b) 漏洩交流雑音の除去

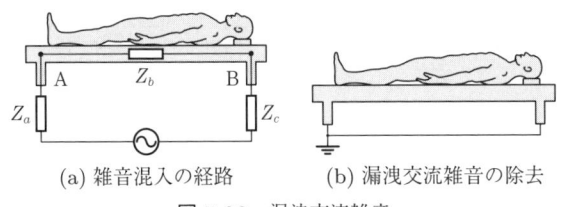

図 5.30　漏洩交流雑音

最後の図 5.25 の経路 (6) の電波によって混入する雑音に関しては，電磁気学が教えるように，電波が電場と磁場が交互に生成しあって伝搬することに着目すればよい．前述のとおり，磁場を消すことは難しいが，シールドルームによって，電場を消すことは容易である．これは，鉄骨で囲まれたビルの中では携帯電話がつながりにくくなる現象と同じである．

その他，前述のように，体動などによって電極の接触状態が変化することによる雑音，電極と皮膚の親和性が保たれる前に発生する初期雑音，心電図計測における胸筋の筋電図混入などのほかの望ましくない生体信号の混入などが挙げられるが，これらをハードウェアで除去するのは難しく，信号解析手法を駆使する必要がある．

118   5. 生体電極と生体センサ

> **コーヒーブレイク**

1点アースと多点アース

　グラウンドの取り方は難しい。特に生体計測では微小な信号を取り扱うため，グラウンドの取り方には特段の注意を払うべきである。例えば，**図15**は**1点アース**（single point ground）と**多点アース**（multipoint ground）の違いを示したものである。図(a)の1点のアースの場合，1つの回路に発生したノイズがグラウンドを介して他の回路に混入することはないが，図(b)の多点アースの場合，**共通インピーダンス**（common impedance）が存在するため，1つの回路で発生した雑音がグラウンドを介して他の回路に混入する恐れがある。1点アースが推奨される所以である。ただし，太いグラウンド線を用いることによって，多点アースに存在する共通インピーダンスの影響は無視することができるので，必ずしも1点アースでなくても，注意して配線すれば問題は生じないことに注意する必要がある。いずれにしても，グラウンドの取り方は難しい。

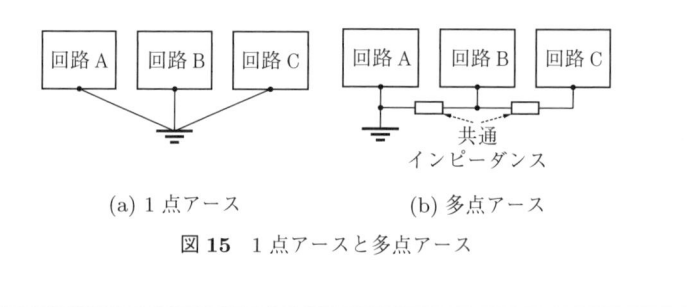

　　　　(a) 1点アース　　　　　(b) 多点アース
　　　　　　図15　1点アースと多点アース

5.4　生理計測センサ

　本節では，日常生活における生理量の変化を計測するためのセンサ技術に説明する。ところで，"生理"とは，体の内部の仕組みと機能全般を指すため"生理計測"の対象も非常に広い。しかし，日常生活の中での生理計測となると，計測の困難さから随分計測対象が狭くなる。

　また，本節では，循環器系の日常計測として，血圧，容積脈波，血流，血中酸素濃度（SPO2），呼吸（respiration），体温（body temperature）の計測をとりあげた。

5.4.1 血圧の計測

心臓の拍動に応じて**血圧**（blood pressure），すなわち血管内の圧力は周期的に上昇，下降を繰り返す。**高血圧**（hypertension）は脳卒中（stroke）などの循環系疾患の原因となるため，**高脂血症**（こうしけっしょう）（hypercholesterolemia），**糖尿病**（diabetes）と併せて循環器系の3大基礎疾患の1つとされている。そのため，古くから血圧計測の重要性が認識されている。

血圧計測は，カテーテル（catheter）を直接動脈（artery）内に刺入し，血圧を直接計測する**直接法**と，体表面から血圧を間接的に計測する**間接法**の2つに大別される。このうち，直接法は動脈内にカテーテルを刺入し，このカテーテルを介して血圧を体外に誘導，トランスデューサで測定するため，日常計測には適さない。ここで取り上げるのは日常計測で用いられる間接法である。

間接法の基本は，腕などに巻いた**カフ**（inflatable cuff or Riva-Rocci cuff）内の圧力を上昇，下降させることで，動脈圧を計測している。**表5.4**に代表的な間接法をまとめた。この表からは省いたが，カフを用いた血圧計測の最初の試みは1876年のMareyEJ.による。Mareyはカフ内に伝達された血管の拍動振動を検出することで，最高血圧の計測を計測した。

図 **5.31**は血圧計測として最も広く使われている**聴診法**（auscultatory method）と**オシロメトリック法**（oscillometric method）の計測原理を示したものである。いずれの方法も図(a)に示すように，上腕にカフを巻き，まずカフ圧を高く設定し，図(b)に示すように，このカフ圧を徐々に下げていく，この時，カフと上腕の間には**聴診器**（stethoscope）あるいは**振動センサ**（oscillation sensor）が挟み込まれている。

さて，カフ圧が**最高血圧**（systolic pressure）より高い場合には血流は止まり，聴診器・振動センサは何も検知しない。同様に，カフ圧が**最低血圧**（diastolic pressure）より低くなると，自然な血流となり，この場合にも聴診器・振動センサは何も検知しない。しかし，カフ圧が最高血圧より低く，最低血圧より高い場合には，適度に血流が阻害され，抵抗を受ける血流に従った**コロトコフ音**（Korotkoff sound）と呼ばれる音あるいは振動が発生することとなる。

表 5.4 代表的な血圧計測法（間接法のみを記した，文献1）より改編）

計測法	考案者	最高血圧	平均血圧	最低血圧	血圧曲線
カフ振動法（cuff-oscillometric method）：カフ内に伝達された血管拍動振動を検出	Marey, 1876	△	△	×	×
触診法（palpatory method）：カフ末梢側の血管拍動を検知	Riva-Rocci, 1896	○	×	×	×
フラッシュ法（flash method）：皮膚の色調変化を検知	Gaertner, 1899	○	×	×	×
聴診法：血管内で発生するコロトコフ音の音調変化を検出。水銀血圧計	Korotkoff, 1905	○	×	○	×
オシロメトリック法：コロトコフ音の替わりにカフの振動を検知。聴診法とほぼ同じ値。家庭用血圧計	Maucketal., 1980				
超音波法（ultrasound kinetoarteriography）：血流速変化を超音波で検出	Ware&Laenger, 1967	○	×	△	×
容積振動法（volume-oscillometric method）：加圧部直下の容積脈波を検出	Yamakoshiet.al, 1982	○	○	△	×
トノメトリ法（arterial tonometry）：血管壁を介しての圧平衡を利用	Mackay, 1962	△	△	△	(○)
容積補償法：血管壁をつねに無負荷状態に維持するように制御	Ymakoshiet.al, 1980	○	○	○	○

○：測定可能，△：推定，×：不可能

　図の聴診法，オシロメトリック法は，カフ圧を低下させる過程で，コロトコフ音が生じ始める時点でのカフ圧から最高血圧を算出し，コロトコフ音が消失する時点でのカフ圧から最低血圧を求めている。オシロメトリック法では，音の替わりに振動センサを用いる点が異なるだけで，計測原理は同じである。

　次に，**容積補償法**（volume-oscillometric method）を紹介する。表5.4のそれ以外の血圧計測方法の詳細については成書を参考にして欲しい。ところで聴診法，オシロメトリック方法の場合，血圧変動の最大，最小値である最高/最低

5.4 生理計測センサ

(a) 聴診法　　**(b) オシロメトリック法**

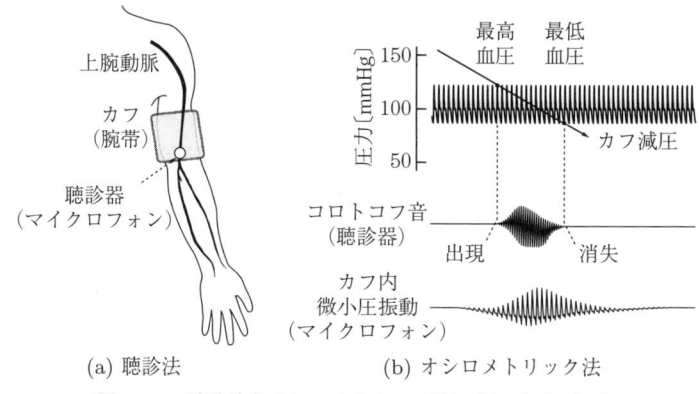

図 5.31 聴診法とオシロメトリック法に血圧計測の原理

血圧は計測できるが，血圧変動曲線そのものを計測することはできない。容積補償法は血圧を連続的に計測しようとするものであり，より詳細な血圧調節機能の診断，脳卒中アラームへの応用など，より精密な日常診断の実現には不可欠な方法である。

図 5.32 に容積補償法による連続血圧変化計測の原理を示す。図に示されるように，カフを用いることは聴診法などと同じであるが，大きな違いは，カフ圧を精密に制御する制御回路とカフ圧発生回路を装備している点にある。そのため，図に示されるように，手指内の血液量を**LED**と**光センサ**で検知し，その血液量がつねに一定になるように，カフ圧を変化させる。もちろん，このカフ圧変化の時間波形は血圧の時間変化に一致する。

本節の最後として，心電図と脈波を使った血圧計測方法を紹介する。原理は流体力学でよく知られている流量と流速の関係である。例えば，水道管から流

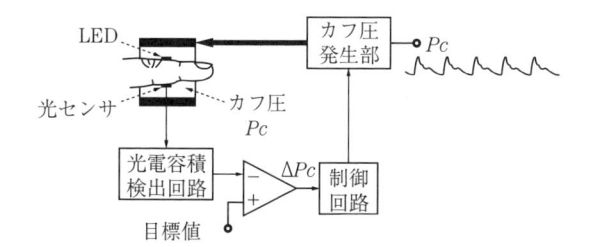

図 5.32 容積補償法による連続血圧変化計測の原理

れ出る水量は水圧に比例する。したがって，血流速度を知ることができれば，血圧がわかるのではないかというわけである。

図 **5.33** に心電図と脈波の同時計測による血圧推定方法を示す。図 (a) に示すように，この推定方法では，心臓心室からの血流の拍出時刻を心電図の R 波のピーク時刻で知り，末梢への血流の到達時間を脈波のピーク時刻で知る。図 (b) の最高血圧と**脈波伝搬速度**の関係を示す。図に示されるように，確かに血圧が高くなるほど，脈波の伝搬速度は速くなることがわかる。図 (c) は日本のメーカが市販した腕時計型の血圧計測装置で，この装置の裏面には光源と光センサから構成される脈波センサが仕込まれている。また，装置の裏面と表面には電極が設置されており，ユーザが装着側と反対側の手で装置表面の電極に接触することで，心電図を計測していた。

ただこの方法には大きな問題がある。血管が水道管のように変形しない場合は，上記の方法で最高血圧の絶対値を求めることができるが，実際の血管は粘

(a) 血圧の推定方法　　(b) 最高血圧と脈波伝搬速度の関係

(c) 腕時計型の血圧計測装置

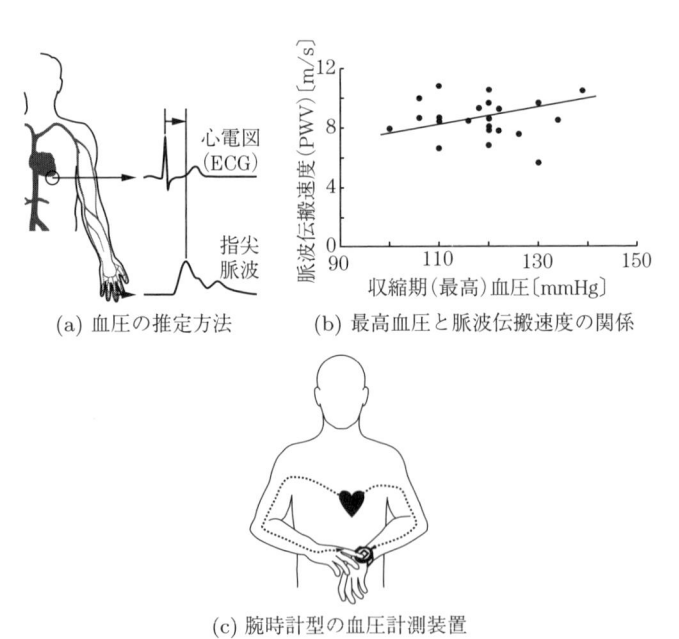

図 **5.33**　心電図と脈波の同時計測による血圧の推定

弾性体であり，また**動脈硬化**などの影響で弾性係数は大きく変動し，血流速度は大きな影響を受ける．同じユーザで，老化などによる血管特性の変化がほとんどない時間スケールで，適切なキャリブレーションがなされれば，その個人内での血圧変動は計測できるかもしれないが，あまり実用的とはいいがたい．

いずれにしても，脈波，血流計測は心拍出機能，血管の状態を知るうえで重要な情報を提供してくれ，重要な日常計測項目の1つである．次に容積脈波，血流，血中酸素濃度の計測について説明しよう．

5.4.2 容積脈波，酸素飽和度，血流の計測

前項にも登場した脈波とは，心臓が収縮することによって発生する"波"と，動脈の末梢などで反射した波から構成されており，血液の流れである**血流**（blood flow）とは異なる†．実際の脈波計測では，心臓の拍動に応じて身体組織の**毛細血管**（capillary）部分への血液流入による容積変化を，図 **5.34** に示すように**近赤外光**（infrared light）を使用して計測する．図は指先での**脈波**（指尖脈波(しせん)（digital pulse wave）と呼ぶ）計測の方法を示したものである．

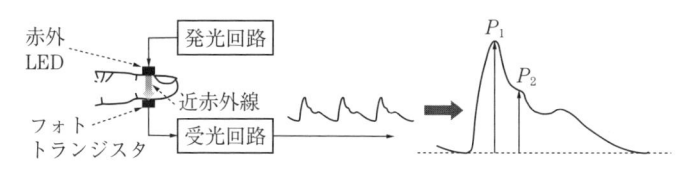

図 5.34 光電容積脈波（透過式）の計測

赤外発光ダイオード（Ir-LED）を皮膚表面で発光させ，指を通過して赤外光を**フォトトランジスタ**（phototransistor）で受ける．このとき，血中の**ヘモグロビン**（haemoglobin）は赤外光をよく吸収するため，図中の時間波形に示すように，心拍に同期した信号を得ることができる．図中の波形の P_1 が心臓拍動による駆動波であり，P_2 が末梢からの反射波であり，この波形が**容積脈波**

---

† 血流速度は血管の太さによって異なり，また心臓の拍動に応じて変化するが，大動脈で 1m/s 程度である．一方，脈波伝搬時間は約 10m/s と，血流速度の約 10 倍の速さである．

(pulse volume) である。血管が硬くなると，駆動波 P_1 に対して反射波 P_2 が大きくなることから，容積脈波は動脈硬化の程度を知る指標としてよく利用される。なお，この脈波計測が光計測であることを強調して，**光電脈波**や，**光電容積脈波**（photoplethysmography）と呼ばれることもある。

容積脈波の計測部位としてよく利用されるのは図の指先（指尖脈波）と，装着と固定が容易な耳たぶである。そのほかにも額や手首，新生児の場合は足指，手のひら，くるぶしなども対象とされる。また，図の場合には人体を透過する赤外線の量を計測する"透過式"であるが，図 5.35 に示すように，赤外発光ダイオードとフォトトランジスタを角度を付けて一体化し，反射赤外光の量を計測する"反射式"もよく使われる。

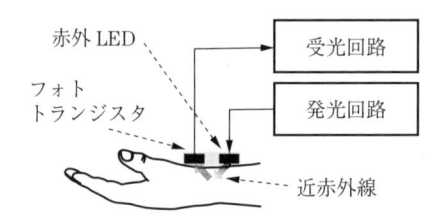

図 5.35 光電容積脈波（反射式）の計測

ところで，光電容積脈波の計測の場合，赤外線が血液に吸収されやすい性質を利用していたが，他の光に対してはどうであろうか。図 5.36(b) に，光の各波長に対する**還元ヘモグロビン**（deoxyhemoglobin）と**酸化ヘモグロビン**（oxyhemoglobin）の**吸光係数**を示す。ここにヘモグロビンは赤血球の赤色の元となっている中央に鉄原子を有する赤色のタンパク質であり，血液の酸素運搬の担い手である。ここでは，酸素が結合した酸化ヘモグロビン（HbO_2）と酸素が結合していない還元ヘモグロビン（ここでは単にヘモグロビン Hb とした）の各種波長の吸光係数を示している。図に示されるように，ヘモグロビンは酸素が結合した状態と，そうでない状態で吸光係数が異なる。

この性質を利用したのが，図 (a) に示す血中の酸素飽和度を計測するために開発された**パルスオキシメータ**（pulse oximeter）[†]である。使用する光は波長

[†] パルスは脈拍の意である。

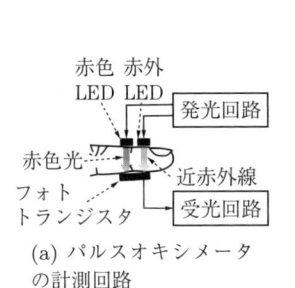

5.4 生理計測センサ

(a) パルスオキシメータ の計測回路

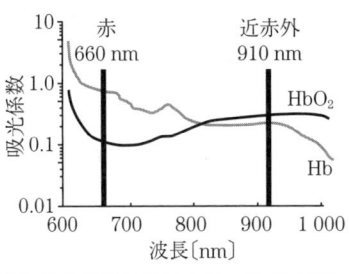

(b) 光の各波長に対するヘモグロビンと酸化ヘモグロビンの吸光係数

図 5.36 パルスオキシメータによる酸素飽和度の計測

660 nm 付近の赤色と 910 nm 付近の 2 種類であり，この 2 つの波長の光の吸収度の違いから血液の酸素飽和度（oxigen saturation）を知ることができる。このパルスオキシメータは手術中あるいは ICU での患者管理に用いられるほか，在宅酸素療法，登山の際の高山病の管理にも用いられる。

コーヒーブレイク

赤外線の生体透過性

図 16 に水（H_2O）とヘモグロビン（Hb）に対する各種波長の光の吸収率を示したものである。約 600〜1200 nm の波長の光に対して，生体透過性が最も高くなる。それより長い波長の光に対しては生体を約 2/3 を構成する水によって，短い光に対しては，全身を巡る血液が光を吸収する。そのため，この波長帯を**生体の窓**と呼ぶ。

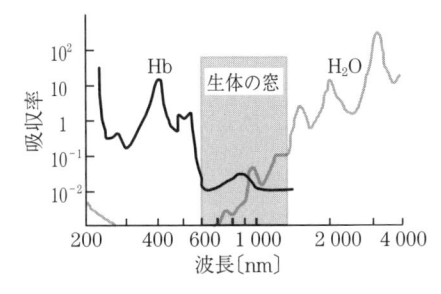

図 16 水（H_2O）とヘモグロビン（Hb）に対する各種波長の光の吸収率

次に**血流計測**に移ろう。日常計測においては，脈波計測によって血流計測もカバーできるため，その重要性は高くないが，美容，薬剤評価など，皮膚末梢血流の詳細が必要になる場合も多い。日常計測で用いることのできる非侵襲的な血流計測は，**超音波ドップラ血流計測**（ultrasonic doppler blood-flowmetry）と**レーザドップラ血流計測**（laser Doppler blood-flowmetry）の2つがあり，いずれも**ドップラ効果**（Doppler effect）を利用している。

図 **5.37** に超音波ドップラー血流計測の原理を示す。皮膚表面から血管に向かって周波数 f の超音波を発信し，反射波を受信すると，ドップラ効果によって，受信周波数は血流に比例して周波数 Δf の**ドップラシフト**（Doppler shift）を起こす。そのため，ドップラシフト Δf を計測することによって，血流速度を計測することができ，その速度を積分することによって，血流量を知ることができる。この Δf を知るため，図では，元の送信信号 $A\sin 2\pi ft$ と，ドップラシフトを起こした受信信号 $B\sin 2\pi(f+\Delta f)t$ を**アナログ乗算器**（analog multiplier）に入力している。すると，乗算器の出力信号は式 (5.13) で与えられる。

$$A\sin 2\pi ft \cdot B\sin 2\pi(f+\Delta f)t \\ = -\frac{AB}{2}\{\cos 2\pi(2f+\Delta f)t - \cos 2\pi \Delta ft\} \tag{5.13}$$

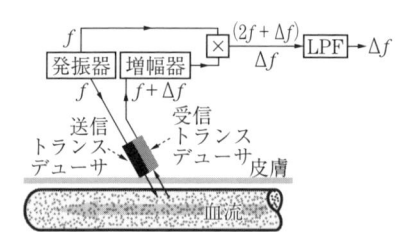

図 5.37 超音波ドップラ血流計測の動作原理

ここで，Δf は f に比べると非常に小さいことを考慮すると，式 (5.13) の $\cos 2\pi(2f+\Delta f)t$ の波は高周波，$\cos 2\pi \Delta ft$ の波は低周波となる。そこで，アナログ乗算器の出力をローパスフィルタ（LPF）につなぐことによって，欲しいドップラシフト Δf を周波数の信号のみを得ることができる。

また，光を使った血流計測にレーザドップラ血流計がある。この場合も同様に，血管に赤外線レーザを当てると反射光の周波数が血流速度に依存して変調されることを利用している。

5.4.3 呼 吸 計 測

日常計測における**呼吸計測**（respirometry）は計測場面の違いによって大きく2つに分類できる。1つは通勤，仕事中などの日常活動における呼吸計測であり，もう1つは睡眠中の呼吸計測である。この計測場面によって使用できる呼吸センサは大きく異なる。また，計測目的によっても呼吸計測方法は異なることも注意したい。

図 **5.38** は代表的な4つの呼吸計測法を示したものである。図(a)は**呼吸流量計**（respiratory flowmeter）による呼吸計測であり，被検者にマスクを装着させ，マスク先端に取り付けられた呼吸流量センサによって流量を計測する。呼吸流量計には**差圧型呼吸流量計**（differential pressure flowmeter）と**熱線型呼吸**

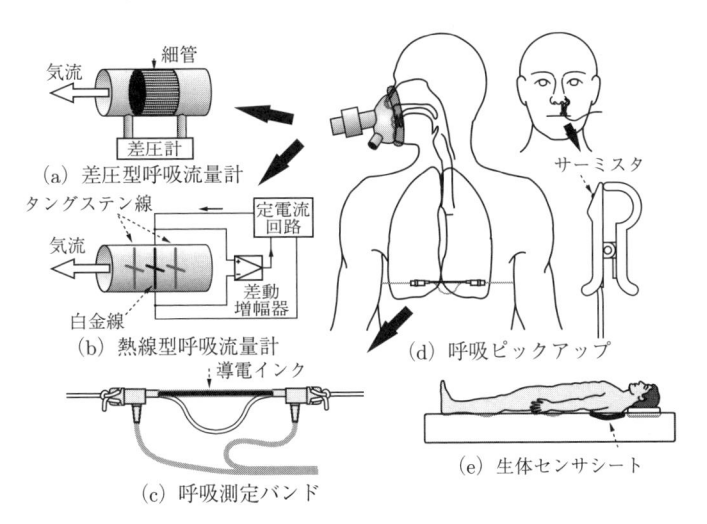

図 **5.38** 代表的な呼吸計測方法

流量計（hot-wire respiratory flowmeter）の2つがよく知られている。図(a)の差圧型呼吸流量計では，**ポアゼイユの流れ**（Poiseuille flow）の原理を利用しており，流路内に多数の細い管を流体抵抗として設置し，流れの前後の圧力差が流量に比例することを利用して，呼吸流量を知ろうとするものである。

また，図(b)の熱線型呼吸流量計では，流路内に細い白金線を設置し，定電流回路によってこの白金線を加熱する。このとき，呼吸によって白金線が冷やされたときの抵抗値の減少から呼吸量を算出しようとするものである。また，白金線の前後にはタングステン線が設置されており，同様に加熱された白金線からの熱を抵抗値の変化として知ることで呼気，吸気の向きを判定している。

以上の呼吸流量計測では被検者にマスクの装着を強要するため，長時間の計測には不向きである。日常計測に向いているのは，図(c)の**呼吸測定バンド**と，図(d)の鼻孔に設置する**呼吸ピックアップ**（respiration pickup sensor）である。呼吸測定バンドは**導電インク**（conductive ink）の詰まった伸縮性チューブを紐で胸郭回りに巻き，呼吸に伴う胸囲の変化を記録するものである。また，呼吸ピックアップは呼気と吸気の温度に着目し，鼻孔の出口付近にサーミスタを設置し，温度変化で呼吸を計測しようとするものである。いずれも正確な呼吸量を計測することは難しいが，手軽に被検者の呼吸をモニタすることができるため，日常計測ではよく用いられている。

図(e)の生体センサシートは睡眠時の呼吸をモニタするために開発されたものである。睡眠時の呼吸モニタは無拘束，無意識計測が可能でなければならないため，シーツの下あるいは枕に設置できる柔らかい素材のセンサである必要がある。すでに，導電布を2枚重ね，呼吸による胸郭の動きによって2枚の導電布の間に形成されるコンデンサの容量が変化することを利用した**呼吸センサ**，あるいは水マットの部分的な圧力が胸郭の動きによって変化することを利用した**呼吸センサマット**などが実用的なレベルにあるが，まだ日常計測に多用されるには至っていない。いずれにしても，睡眠中の呼吸モニタでは，呼吸による胸郭の動きをとらえる方法が有効であろう。

5.4.4 体温計測

温度センサは**サーミスタ** (thermistor),**熱電対**(ねつでんつい) (thermocouple) に代表される接触式のセンサと,**黒体輻射**(こくしゃ) (black-body radiation) の原理に基づき,体表面温度に応じて体表面から発せられる赤外線を計測する非接触式のセンサに大別される。

図 5.39 に体温計測で最も利用されるサーミスタを示す。サーミスタは,金属酸化物や半導体が温度によってその抵抗値が変化することを利用したものであり,一種の抵抗であると考えてよい。図 (a) に示すように,サーミスタは小型であり,当研究室でよく用いるサーミスタは樹脂でモールドされており,安価なことから,日常生活における直腸温の日内変動計測にも用いている。図 (b) 示すように,サーミスタを用いた温度計測にはブリッジ回路がよく用いられる。

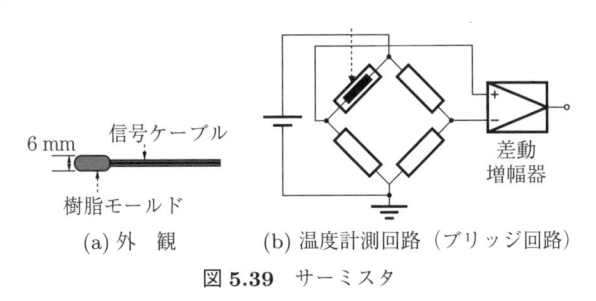

(a) 外 観 (b) 温度計測回路(ブリッジ回路)

図 5.39 サーミスタ

ところで,体温には**体表面温度** (body surface tempereture) と**深部温度** (core temperature) の 2 つがある。ヒトの場合,体表面温度は環境温度によって大きく変化するが,恒温動物であるため深部温度は一定である。したがって,日常計測で求められるのは深部温度である。前述の**直腸温** (rectal temperature) は体中心の温度の代表としてよく計測対象となるが,長期の計測には不快感が伴う。その他の体温計測部位としては,**鼓膜温**(こまく) (eardrum temperature),**食道温** (gullet temperature),**舌下温**(ぜっか) (sublingual temperature),**腋窩温**(えきか) (axillary temperature) がある。しかし,日常計測を考えると,食道温,舌下温,腋窩温は侵襲が大きい,体動で正確な温度計測が難しいなどの問題が生じる。体温の日常計測は存外難しい。

その他の温度計測として，体表面から深部温度計測をできる深部温度センサがある。図 5.40 に深部温度センサの構造を示す。このセンサの特徴はセンサ上部にヒータが設置されている点にある。このヒータの熱はケースのアルミ材を通して皮膚を加熱する。このセンサの内部には断熱材に囲まれてサーミスタ 1 が設置されている。加熱が開始される前には，体表面温度は深部温度より低い状態にあるが，皮膚が加熱されるに従い，皮膚表面温度は上昇し，サーミスタ 1 の示す温度が熱源に設置されたサーミスタ 2 の温度に近づく，そして両サーミスタの温度が一致した時点で体表面と深部は熱的平衡状態になり，サーミスタの示す温度が深部温度と一致する。実際には，両サーミスタの温度が一致するように，熱源を on/off させている。なお，センサ中のサーモスタットは，過加熱防止用であり，体表面が 45°C 以上になると，熱源は強制的に off となる。

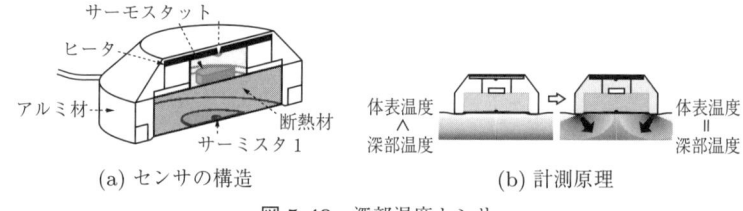

(a) センサの構造　　(b) 計測原理

図 5.40　深部温度センサ

図 5.41 はもう 1 つの代表的な温度センサである**熱電対**と，その応用である**サーモパイル**（thermopile）の構造を示したものである。図 (a) に示すように，2 種の異なる金属線の両端を接続し，その 2 つの接点間に温度差を与えると**ゼー**

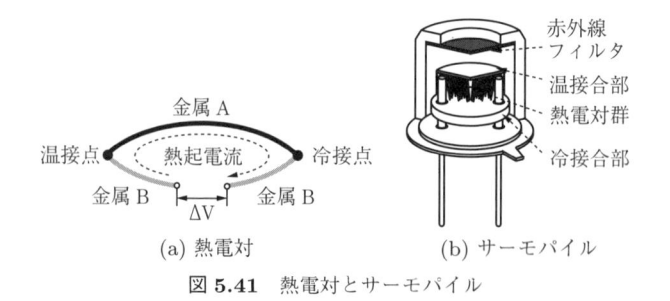

(a) 熱電対　　(b) サーモパイル

図 5.41　熱電対とサーモパイル

ベック効果（Seebeck effect）により，**熱起電流**が発生する†。この原理を利用した温度センサが熱電対である。ただ，扱いが難しく，そのままで日常計測に用いられることは少ない．

むしろ，図(b)に示すように，この熱電対を100個程度，ケース内に直列に設置し，赤外線による温接合部の温度上昇を感度よく検知できるようにしたサーモパイルのほうが日常計測に向いている．その代表は**鼓膜式体温計**である．このサーモパイルは動作原理上，特にセンサ自体は電力を必要としないため，前述のように，小型，軽量，かつ長時間計測可能な温度計測システムに向いている．

サーモパイルと同様に日常計測でよく用いられる光センサに**焦電型赤外線センサ**（pyroelectric infrared sensor または pyrosensor）がある．**人感知センサ**（motion detector）とも呼ばれるもので，防犯用に広く普及している．図 **5.42**にセンサの概要を示す．焦電型赤外線センサは**強誘電体セラミックス，PVDF**（ポリフッ化ビニリデン）などの**焦電効果**を示す物質を電極で挟んだ構造をしている．焦電効果を有する物質は分極しており，浮遊電荷と結合しているため，通常は見かけ上の分極は見られない．しかし，この物体に赤外線が入射し，内部が温度上昇すると，分極が減少するにもかかわらず，浮遊電荷は電極表面に一時的に残り，電極間に一過性の電圧変化が現れる．実際の焦電型赤外線センサではフレネルレンズによって赤外線入射の方向性が確保されている．

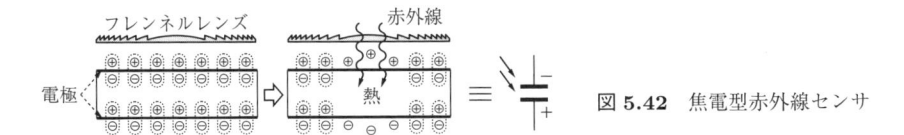

図 **5.42** 焦電型赤外線センサ

5.5 日常歩行計測を例とした運動センサ

日常計測において，最も需要が多く，また最も研究が進んでいるセンサの 1

---

† 逆に，異なる金属のループに電流を流すと，ペルチェ効果（Peltier effect）により 2 つの金属間で温度差が生じる．

つに**運動センサ**（motion sensor）がある。ここでは日常歩行計測を例として，日常運動計測センサについて説明しよう。図 5.43 は日常運動計測によく用いられる運動センサである。ところで，一口に歩行計測といっても，計測目的は多様である。表 5.5 に，日常運動計測項目と，その計測センサをまとめた。

このうち，最初の**身体活動量**（physical activity）とは，1日でどの程度体を動かしたかの指標で，歩数計[†]によって1日の歩数によって身体活動量を代表させる場合も多い。正確には酸素消費モニタによって，1日の総消費カロリーを計

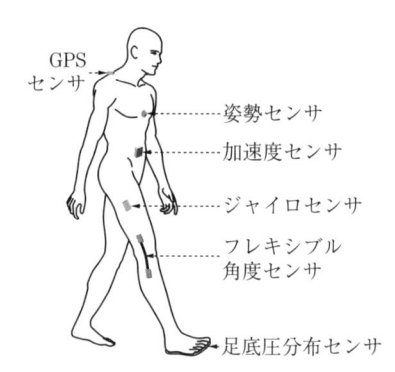

図 5.43　種々の運動センサ

表 5.5　日常運動計測項目とセンサ

運動計測項目	計測センサ	備　考
身体活動量（歩数，エネルギー消費）	加速度センサ，機械式歩数計	歩数計として使用。携帯型酸素消費モニタによる精密計測も使用される
行動マップ	GPS センサ	
姿勢，歩容	加速度センサ，姿勢センサ	重力加速度を利用。体重心移動軌跡の推定による左右バランス等
関節角度	フレキシブル角度センサ，ジャイロセンサ，加速度センサ	
歩行速度	GPS センサ，ジャイロセンサ，加速度センサ	
床反力	フォースプレート	特殊な設備が必要
足底圧分布	足底圧分布センサ	COP／ZMP 計測
筋力	筋電図，筋音図	
平衡機能	バランス計，加速度センサ	

[†]　いわゆる "万歩計®" は登録商標であるので，本書では "歩数計"（step counter または pedmeter）を使用した。® は登録商標を示す。

測したいところであろうが，装置も大がかりになり，被検者の負担も大きいことから，後述のように，**加速度センサ** (accelerometer or acceleration sensor) によって**消費エネルギー**（energy consumption）を推定する場合が多い。

いずれにしても，表に示されるように，日常運動計測において，加速度センサは多様な用途に使用できる。MEMS技術の進歩によって，超小型，軽量で理想的な加速度センサが実用化されている。以下では，加速度センサ，**ジャイロセンサ**（jyro sensor）[†]を中心に，日常計測で使用される各種運動・動作センサを紹介する。

5.5.1 慣性センサ

図 5.44 (a)～(d) に日常計測でよく用いられる加速度センサを示す。図 (a) はひずみゲージ式，図 (b) は**ピエゾ抵抗型**（piezoresistive type），図 (c) は**圧電型**（piezoelectric type），図 (d) は**静電容量型**（capacitance detection type）の加速度センサである。加速度センサの動作原理はいずれも基本的には図 (a) のひ

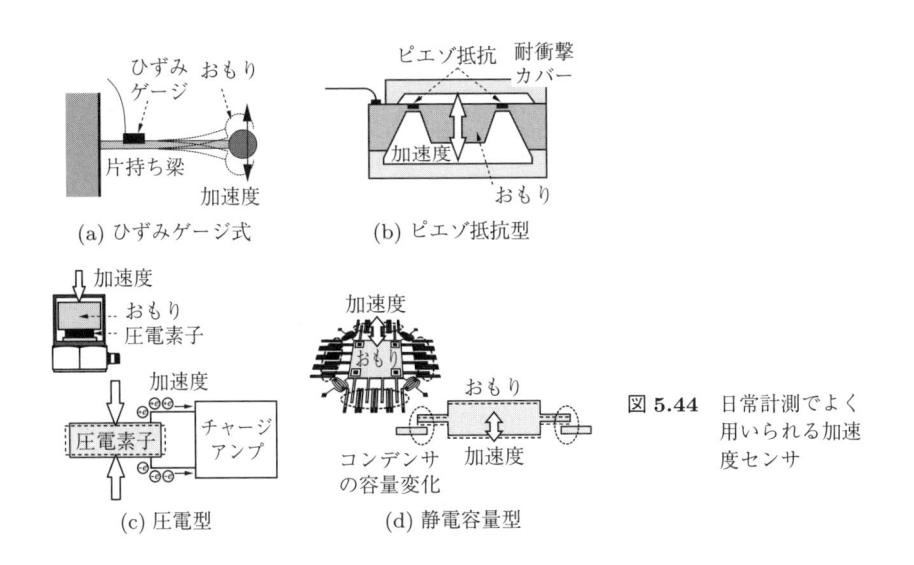

(a) ひずみゲージ式

(b) ピエゾ抵抗型

(c) 圧電型

(d) 静電容量型

図 5.44 日常計測でよく用いられる加速度センサ

[†] この2つをまとめて慣性センサと呼ぶことがある。

ずみゲージ式と同様で，センサ内のおもりに対して加速度が働くとおもりが微小変位することを利用している。

図(a)のひずみゲージ式の場合，おもりを支える片持ち梁の変形をひずみゲージで計ることにより，図(b)のピエゾ抵抗型の場合はおもりの根元に仕込まれたピエゾ抵抗の変形による抵抗の変化を計ることにより，図(c)の圧電型の場合はおもりが圧電素子を変形させ，圧電効果によって発生した電荷を**チャージアンプ**で受けることにより，図(d)の静電容量型では，おもりの変位によって生じるコンデンサの容量変化を計ることにより加速度を計測している。

図(a)のひずみゲージ式加速度センサは，耐久性に問題があり，日常生活で用いられることはあまりない。図(c)の圧電型加速度センサは，センサ駆動のための電源が必要ないが，圧電効果によって発生した電荷を保持することが難しいため，加速度変化の直流成分を計測することができない。図(b)のピエゾ抵抗型加速度センサは，MEMS技術によって初めて実用化されたセンサで，DC〜数kHzの幅広い加速度変化をとらえることができる。図(d)の静電容量型加速度センサは，コンデンサの容量を計測するため，発振器を内蔵させる必要があるなど，計測回路の複雑さのため，実用化が遅れたが，現在では，実用上問題はない。

MEMS技術が未熟で，日常計測で利用可能な加速度センサがまだあまりなかった時代に，モーションセンサとして利用されていたのが，**図5.45**(a)の**機械式歩数計**（mechanical step counter）と，図(b) **水銀スイッチ**（mercury switch）である。図(a)の機械式歩数計は体動に応じておもりが上下し，接点間のon/offを計数するセンサであり，初期の歩数計ではこの機械式センサが内蔵されていた。図(b)の水銀スイッチは，体動に応じたガラス管内部の水銀の動きによる2つの電極間のon/offを計数するセンサである。図(c)は水銀スイッチの応用であり，同様な水銀スイッチが複数円周上に並べられている。これを被検者の体幹に設置すると，被検者の姿勢によって，on/offするスイッチの組み合わせが変化ので，**姿勢センサ**として利用可能である。図(d)も姿勢センサであり，被検者の姿勢に応じて，**シリコンオイル**の中のおもりが位置を変

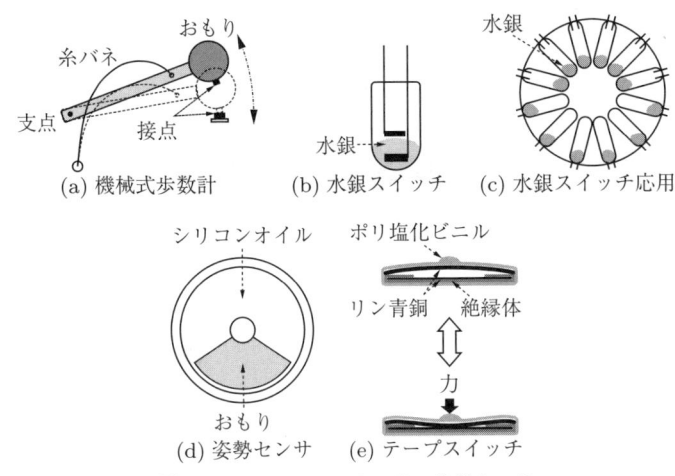

図 5.45 モーションセンサ，姿勢センサ

化させる．その回転角度で姿勢を検知することができる．図(e)は**足底スイッチ**によく用いられる**テープスイッチ**の動作を示したものである．このテープスイッチは，エレベータドアへの挟み込み防止などでよく用いられるもので，力が加わると潰れ，接点がonになる．このテープスイッチは好きな長さに切断して使うことができ，これを靴の踵などに設置し，接床，離床などのタイミングを得るのに使用される．

なお，応答周波数帯域が 0 Hz までのびる加速度センサを用いることで，日常生活における姿勢変動まで記録できる．図 **5.46** は，約 30 分にわたる被検者の座位，歩行，階段昇降，立位などの動作を，被検者の腰に取り付けた加速度センサにより計測した体幹超軸方向の加速度の時間変化を示したものである．図に示されるように，姿勢が変化すると，加速度は計の基線が上下していることが分かる．これは，図中のイラストに示すように，使用した加速度センサが重力方向に対して傾くため，**重力加速度**に対するセンサの出力が変化するためである．一方，歩行などの体動が生じると，加速度センサからは周期的な変動が出力される．このように，体幹に加速度センサを設置することにより，加速度波形の低周波数成分から被検者の日常姿勢の変化を，高周波成分から被検者の

動作を知ることができる。

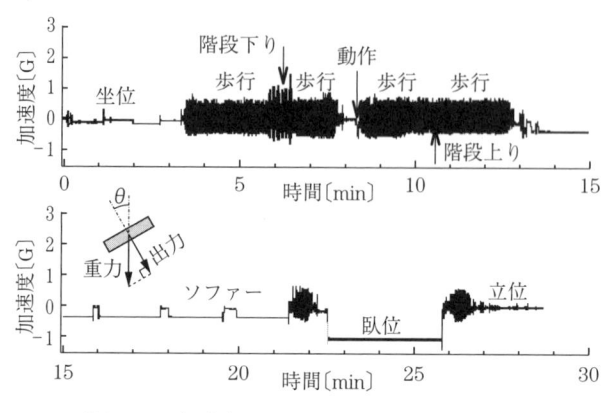

図 5.46 加速度センサによる日常行動の記録例

次にもう1つの慣性センサである，ジャイロセンサについて記す。図 5.47 はジャイロセンサの計測原理と，下腿運動記録への応用を示したものである。日常計測に用いられるジャイロセンサは正確には**振動ジャイロセンサ**である。図に示すように，一定方向に振動する物体が回転すると，**コリオリの力**が働く，この力を計測することで，**回転角速度**を知ることができる。実際には，**圧電セラミック素子**が使用される。圧電セラミックに電圧を加えると，振動するが，そこに回転運動が加わると，コリオリの力が働き，素子がひずむ。このひずみを電気信号として取り出すことで，角速度を知ることができる。ヒトの関節運動はほぼすべて回転運動とすることができる。

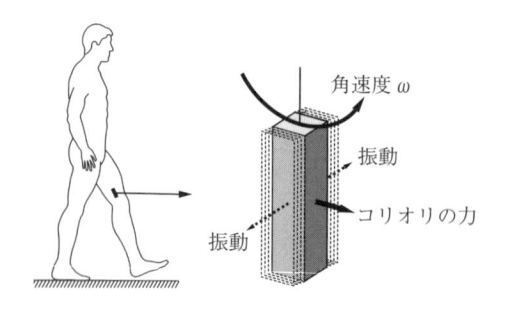

図 5.47 振動ジャイロの計測原理とその応用

日常運動計測では，この振動ジャイロを知りたい部位に振動ジャイロを装着し，その出力を1階積分することで，回転角度を知ることができる．なお，図では，大腿部の回転運動を計測する場合のセンサの装着を示している．大腿部の中枢側，中央部，末梢側のどこに設置しても，角速度は同じであることに注意して欲しい．

5.5.2 関節運動の計測

前述のように，ヒトの動作，行動をモニタするためには，**関節運動**の計測は欠かせない．ここでは，ヒトの関節運動の計測方法について解説する．人の関節運動を計測するうえで，重要な注意点がある．それは，関節運動は円運動ではないという点である．

図 **5.48**(a) に**ポテンショメータ**（potentiometer）を利用した膝回転運動の計測方法を示す．ポテンショメータとは回転型可変抵抗器のことで，回転軸の角度に比例した抵抗変化によって，角度変化を計測するセンサである[†]．ただ，このポテンショメータと固定のための2つの腕を下肢に固定することはできない．膝関節運動はその屈曲/伸展角度に依存して回転中心が大きく移動するためである．そのため，図(a) に示すように，2つの腕がその位置を変えることがで

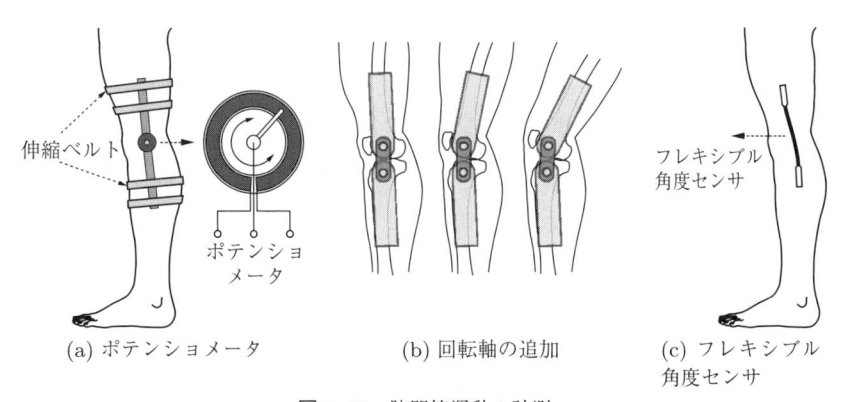

(a) ポテンショメータ　　(b) 回転軸の追加　　(c) フレキシブル角度センサ

図 **5.48**　膝関節運動の計測

[†] 音量調節などに用いるボリュームは人間の感覚特性に合わせて設計されているため，回転角度と抵抗値は線形関係にない．

きるように、ルーズに締め付けるか、図(b)に示すように、さらに回転軸を追加する必要がある。さもないと、ポテンショメータを破壊することになる。

そこで、図(c)に示すように、ヒトの関節運動を計測するための**フレキシブル角度センサ**（flexible goniometer）が開発されている[7]。図 **5.49** (a)に1軸のフレキシブル角度センサの構造、動作原理などを記す。図(a)に示すように、フレキシブル角度センサはステンレス板の両面に長大なひずみゲージを貼付し、両端を固定用のキャップで覆った構造をしており、関節角度の変化によるステンレス板の形状によらず、両端のキャップのなす角度 θ に依存した値を出力する。

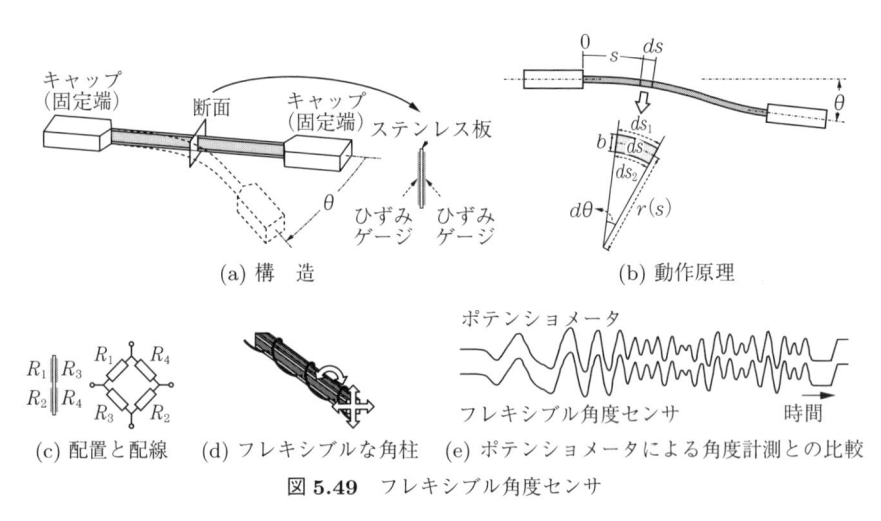

(a) 構　造

(b) 動作原理

(c) 配置と配線　　(d) フレキシブルな角柱　(e) ポテンショメータによる角度計測との比較

図 **5.49** フレキシブル角度センサ

フレキシブル角度センサの動作原理を図(b)に示す。いま、両端のキャップのなす角度が θ の状態で、端点 0 から距離 s の地点の微小円弧 ds を考え、その曲率半径が $r(s)$、中心角度が $d\theta$ であったとする。この円弧の上面、下面、中心の伸縮量 ds_1, ds_2, ds は

$$\begin{cases} ds_1 = \left(r(s) + \dfrac{b}{2}\right) \cdot d\theta \\ ds = r(s) \cdot d\theta \\ ds_2 = \left(r(s) - \dfrac{b}{2}\right) \cdot d\theta \end{cases} \quad (5.14)$$

であるので，上面，下面ののび率 ε_1，ε_2 は

$$\begin{cases} \varepsilon_1 = \dfrac{ds_1 - ds}{ds} = \dfrac{b}{2r(s)} \\ \varepsilon_2 = \dfrac{ds_2 - ds}{ds} = -\dfrac{b}{2r(s)} \end{cases} \tag{5.15}$$

となる。したがって，計測部全体での伸縮量 $\Delta\ell_1$，$\Delta\ell_2$ は

$$\begin{cases} \Delta\ell_1 = \displaystyle\int_0^\ell \varepsilon_1 ds = \int_0^\theta \dfrac{b}{2r(s)} r(s)\, d\theta = \dfrac{b}{2}\theta \\ \Delta\ell_2 = \displaystyle\int_0^\ell \varepsilon_2 ds = \int_0^\theta -\dfrac{b}{2r(s)} r(s)\, d\theta = -\dfrac{b}{2}\theta \end{cases} \tag{5.16}$$

となり，計測部全体ののび $\Delta\ell$ は上面，下面共に両端の固定端のなす角度 θ に比例することがわかる。

ただしこのままだと，固定両端の伸縮，すなわち，計測部全体の伸縮を角度 θ の変化と誤って計測する。また計測部の長軸方向のひねりも角度の計算を誤る原因となるので，図 (c) に示すように，ひずみゲージ 4 つを配置し，これらをブリッジ回路として配線することによって，正確な角度が計測できる。

図 (e) は，ポテンショメータによる角度計測と，フレキシブル角度センサによる計測を比較したものであるが，正確に角度計測できていることがわかる。また，本フレキシブル角度センサを 2 軸の回転角度計測に拡張するには，同図 (d) に示すように，ステンレス板をフレキシブルな角柱に変更し，左右面ならびに上下面と同様にひずみゲージを貼付することで可能となる。また 3 軸の回転計測に拡張するためには，角柱の回りに螺旋を描くようにひずみゲージを貼付することで達成できる。

この節の最後として，日常計測に応用可能な変位センサを紹介したい。**図 5.50** に種々の**変位センサ**を示す。図 (a) は直線型の可変抵抗器である。図 (b) は**光位置センサ**（position sensing device，PSD）であり，センサに入力した光点の位置を電流の差として出力する。CCD カメラと異なり，入射交点位置に依存した出力が得られるので，非接触の運動計測によく用いられる。

図 (c) は 3.1.3 項で紹介したひずみゲージを用いたクリップゲージであり，基板の材質を替えることで位置センサとして利用できる。図 (d) は**静電容量変位**

140　5. 生体電極と生体センサ

(a) 直線型の可変抵抗器
(b) 光位置センサ
(c) ひずみゲージを用いたクリップゲージ
(d) 静電容量変位計
(e) ワイヤ変位センサ
(f) ホール効果を利用した磁気センサ

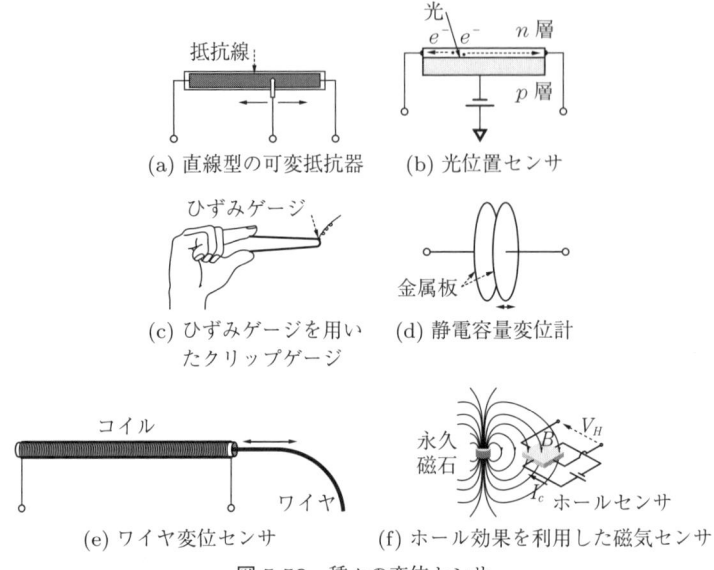

図 5.50　種々の変位センサ

計と呼ばれるセンサであり，コンデンサを形成する 2 枚の金属板の位置が変化することで，その静電容量値が変化することを利用している。このセンサは微小位置変化を検出するのによく用いられる。

図 (e) は**ワイヤ変位センサ**と呼ばれ，コイルの中をワイヤが出入りすることで，コイルのインダクタンスが変化することを利用している。図 (f) は**ホール効果**を利用した磁気センサで，永久磁石などで空間的に磁界を発生させ，その磁界の中をホールセンサが移動することで，位置を知ろうとするものである。

5.5.3　外力の計測

運転座席の設計，マラソンの成績向上，転倒メカニズムの解明など，力学的な観点からヒトの動作，運動を解明しようとする運動力学においては，外部からヒトに加わる外力を知る必要がある。本項ではヒトの歩行を対象に，人体運動解析の際に必要な外力の計測方法を示す。

ところで歩行中，床から足底を介して外力がヒトに加わる。これを**床反力**

(floor reaction force）と呼ぶ．歩行の運動力学的な解析のためにはこの床反力を測定する必要があり，この床反力を計測するために**フォースプレート**（force plate，床反力計ともいう）がよく用いられる．ただ，以上の床反力計は床に設置されるものであり，日常生活の中で床反力を計測することはできない．日常計測において足底に加わる負荷を計測するためには，靴，スリッパなど，履き物に外力を計測するセンサを設置する必要がある．

このような目的を達成するために開発されたのが図 5.51 に示す，薄いフレキシブルプレートタイプの**足底圧分布センサ**である．このセンサは図 (a)，図 (c) に示すように，上面，下面の電極帯がお互いに交差するよう印刷されており，各々の電極表面には導電インクが塗られている．そのため，圧力が加わると，その部位の導電インクの抵抗値が下がる．これを格子端間の抵抗変化として取り出し，各格子点における圧力値として得ることができる．なお，この圧分布センサは指先用など，さまざまな計測対象用に開発が進んでいる．また，特定部位の圧力をスポット的に計測する小型かつ薄型圧力センサも実用化されている．

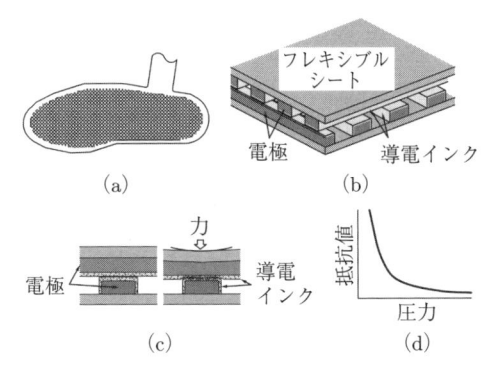

図 5.51　足底圧分布センサ

5.5.4　活動量の計測

日常運動計測で最も重要視されるのがエネルギー消費計測である．**携帯型酸素消費モニタ装置**も実用化しており，日常生活における精密なエネルギー消費計測を行うためには，このモニタ装置に頼らざるを得ない．しかし，図 5.38 に

も示すように，このようなモニタ装置を使用する場合，被検者へのマスク装着が不可欠であり，これは被検者の大きな負担となる．より簡便で，被検者の負担を伴わない身体活動量の推定方法が求められている．現在，代替方法として最も用いられているのが加速度からの活動量の推定である．

図 5.52 は，加算加速度と消費カロリーの関係を示したものである．加算加速度については，被験者の体重心近くに取り付けた加速度センサにより得られた体軸方法の加速度を 1 分ごとに積分したものであり，速度のディメンジョンを持つため，運動パワーとの相関が見込まれる．一方，消費カロリーに関しては，マスク式の酸素消費モニタで実測した値を体重で規格化したものである．図は 5 人の健常成人男性 5 名が遅速歩行，自然歩行，速歩，ジョギングなどのさまざまな歩行スピードで実施したものであるが，被検者によらず，図に示すような直線関係が認められた．なお，加速度センサを用いた消費エネルギー推定の場合，階段を上る際には加速度の振幅は小さくなり，逆に降りるときは大きくなるなど，階段昇降，坂道歩行を伴う場合には，推定は難しいことに注意したい．

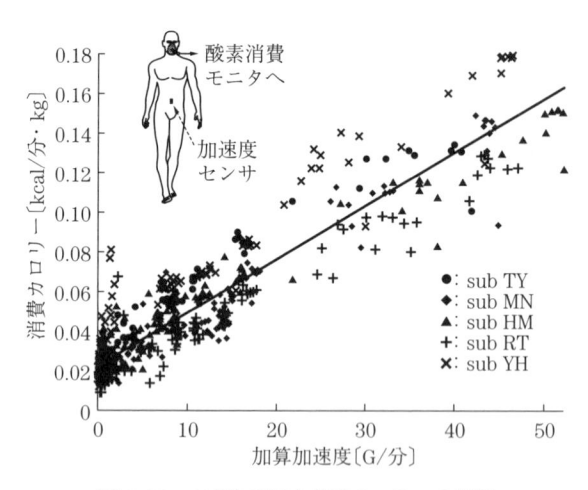

図 5.52　加算加速度と消費カロリーの関係

章　末　問　題

- 【1】 図 5.26 (c) のシールドシートによる静電誘導雑音除去に関して，被検者に乗る雑音 V_{noise} の大きさを計算し，その効果を確認せよ．
- 【2】 図 5.21 の静電容量結合型電極の計測原理において，式 (5.11) が成立することを確かめよ．
- 【3】 健康意識の高まりから，家庭用の体重/体脂肪計を持っている家庭は多いが，電気インピーダンス計測方式の体脂肪計測には問題があるといわれており，ほかにも種々の体脂肪測定方法が試みられている．体脂肪計測方法の種類，測定原理，精度について調べよ．
- 【4】 図 5.34 の光電容積脈波の計測回路を設計せよ．
- 【5】 図 5.36 のパルスオキシメータ（pulse oximeter）は赤色光と近赤外光など，2 種以上の波長の近赤外線の透過率の違いによって血中の酸素飽和度を測定するが，その方法を調べよ．
- 【6】 光センサにはさまざまな種類があるが，高感度の近赤外線センサとして，アバランシェフォトダイオード（avalanche photodiode）が生体計測で使われる．この光センサの測定原理について調べよ．
- 【7】 生体計測では，高い輝度の近赤外光を作り出し，体内の奥深くまで届かせたい場面によく遭遇する．市販の近赤外発光を性能一杯まで明るくする方法を考えよ．
- 【8】 加速度データから身体活動量を推測する方法はいくつかある．その方法を調べよ．

6 日常生活モニタシステム

　特定の疾患を有しない人あるいは，緊急性の高い症状を発症していない患者，すなわち慢性期にある患者の状態を継続して計測することは，健康状態の維持管理に必要不可欠である。特に，生活習慣病と呼ばれる，糖尿病や高血圧などの疾患はほとんど自覚症状がないため，日頃の管理が重要であり，そのためには，心拍，血圧，運動量などを日常的にモニタリングすることが必要不可欠である。本章では，日常生活中において生体信号を獲得するために必要な装置とその使用方法について学ぶ。

6.1　ワンチップマイコンを使った日常生活モニタ装置

　日常生活のモニタリングには，健常者もしくは患者などの対象者の，在/不在，on/off，など2値的に表現可能な状態の計測または体温，心電図，血圧，心拍数など時間の経過とともに値が変化する連続量（アナログ量）の計測，あるいはそれら両方の計測が必要となる。いずれにしても図 6.1 に示すように，それらの量を電気信号に変換する必要がある。1章でも解説したように，物理現象を電気信号に変換する装置がスイッチやセンサと呼ばれる装置であり，電気信号に変換された量を読み取って記録することで解析が可能となる。

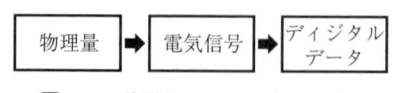

図 6.1　計測システムのブロック図

6.1 ワンチップマイコンを使った日常生活モニタ装置

パソコンが普及する以前は，電気信号を電圧あるいは電流として電圧計や電流計を用いて計測し，針の指示する量を読み取ったり，記録紙にプロットしたりして記録を行っていた．この方式では，読み取り誤差が生じるため，計測の精度を向上させるための工夫を施したとしても，ヒトが介在することでの誤差の存在が問題となる．また，繰り返し計測をする必要がある場合には，連続して計測する回数に制限が生じる．さらに人間が知覚できないほど短時間に変化する量を連続して記録することは困難であるし，時間情報を周波数情報に変換することも困難である．そこで，現在の計測においては電気信号をディジタルデータに変換して記録し，これを解析することが可能となっている．

したがって，計測の最終的なゴールはコンピュータ上のディジタルデータである．アナログ量をディジタルデータ化することが可能になった時点では，コンピュータは大規模な装置であったが，1970 年台に入り**マイクロコンピュータ**（micro computer, 以下マイコンと略す）[†1]と呼ばれる LSI が登場した結果，計測装置の小型化が進んだ．1980 年台にマイコンを用いた汎用の計算機である**パーソナルコンピュータ**（personal computer, パソコン，以下 PC と略す）が普及し，アナログ信号のディジタルデータへの変換・記録，さらに解析から可視化までが 1 台のコンピュータ上で実施可能となった．

1990 年代後半からマイコンの高機能化が進み 1 個のマイコン（ワンチップマイコン, one-chip micro processor）でさまざまな作業が可能となった．それまでのマイコンには計算する機能と入出力機能しか備わっていなかった．そのため計算のために必要なプログラムやデータを保存するために，RAM（random access memory）や ROM（read only memory）と呼ばれるメモリ[†2]とメモリアクセス制御回路が必要であった．同時に，プログラムの割込み（interrupt）

[†1] マイクロプロセッサ, micro processor あるいは μ-processor, μP と略すこともある．
[†2] メモリは高速で読み書きできるが，電源が消えると内容が消える揮発性メモリである RAM と，高速の読み出しのみが可能で特殊な装置で書き込みが可能であるが，電源が消えても内容が消えない不揮発性メモリである ROM に分類される．フラッシュメモリは ROM の一種である．

処理†やマイコン自体のリセット回路も必要であった。また外部の信号を取り込むためには，PIO（parallel input/output）と呼ばれる on/off 信号の入力用回路や，汎用の A/D 変換器とこれらのデータを取り込むための制御回路が必要であった。さらに PC と通信するためには通信用の信号を生成する IC が必要であった。

ワンチップマイコンには RAM や ROM，プログラム制御回路とタイマ，PIO や通信用の回路と端子を備えたものが存在する。また A/D 変換用回路を備えたものも存在する。表 6.1 は現時点での代表的なワンチップマイコンである。また，図 6.2 にワンチップマイコンの例として，AVR® と，同マイコンと通信用 IC やリセット用回路などを実装したモジュールの概観を示す。このよう

表 6.1　現在利用される主なワンチップマイコンの例

メーカ	名　称	特　徴
Microchip	PIC	最もよく利用されている，プログラムが容易
ATMEL	AVR	プログラムが容易，同一クロックなら PIC より高速，安価
日立	H8, SH, H8/Tiny	国産，高機能，上記のマイコンに比べると高価
CYPRESS	PSoc	内部機能をプログラムで作成する。安価

※簡易な計測用途には PIC と AVR が多用される。

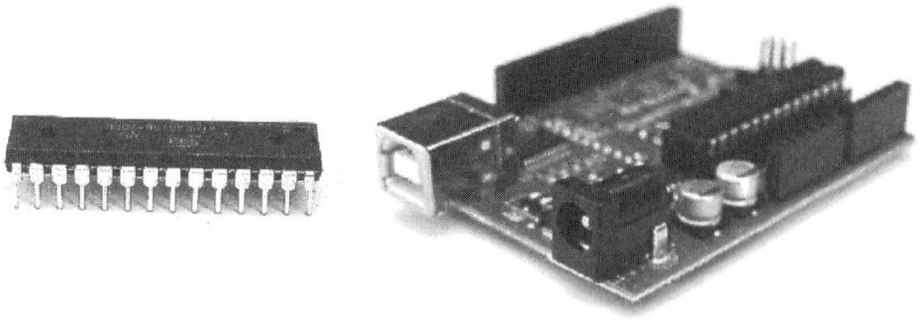

(a) AVR® マイコン LSI　　(b) AVR® マイコンと通信用 IC やリセット用回路などを実装したモジュール

図 6.2　ワンチップマイコンの例

---

† 周辺回路からの信号によって，それまで実行していたプログラムを一旦停止し，別のプログラムを実行する仕組みである。

なワンチップマイコンを用いることで，計測と簡単な情報処理，および制御が非常にシンプルな回路で実現可能となる。

PCのほとんどがOS（operating system，基本ソフト）[†]によってアプリケーションを実行するのに対し，マイコンは記憶容量の都合でOSを使用しないことがほとんどである。したがって，マイコンにはある目的を持ったプログラムをROMに書き込んで実行する。従来のマイコンでは，機械語（machine code）あるいは図 **6.3**(a) に示すような機械語をわかりやすく記述したニーモニック（mnemonic statement）と呼ばれる記法によって記述されたアセンブラ言語によってプログラムを行っていたが，アセンブラ言語（assembly language）は初心者には難解なため，計測などの目的のために難しい言語を習得しなければならず敷居が高いものであった。それに対し，図 (b) に示すように，ワンチップマイコンの多くにはC言語やBASICといった高級言語を用いた開発環境が準備されているため，簡単にプログラムが可能である。

```
SPI_MasterInit:
ldi r17,(1<<DD_MOSI)|(1<<DD_SCK)
out DDR_SPI,r17
ldi r17,(1<<SPE)|(1<<MSTR)|(1<<SPR0)
out SPCR,r17
ret
SPI_MasterTransmit:
out SPDR,r16
Wait_Transmit:
in r16, SPSR
sbrs r16, SPIF
rjmp Wait_Transmit
ret
```

(a) アセンブラ言語の例

```
void SPI_MasterInit(void)
{
DDR_SPI = (1<<DD_MOSI)|(1<<DD_SCK);
SPCR = (1<<SPE)|(1<<MSTR)|(1<<SPR0);
}
void SPI_MasterTransmit(char cData)
{
SPDR = cData;
while(!(SPSR & (1<<SPIF)));
}
```

(b) C言語の例

図 **6.3** マイコンのプログラム言語

[†] メモリに常駐し，種々のアプリケーション起動，終了の管理をする他，アプリケーションに周辺機器アクセスの手段を与えるプログラムの総称。代表的なOSにWindows®，UNIXがある。

6.2 アナログ回路との結合

物理現象の多くはアナログ信号であり，前節で述べたように信号処理のためにはディジタルデータに変換する必要がある．本節では，アナログ回路とマイコンとの接続方法について解説する．

6.2.1 グラウンドの取り方

アナログ回路とディジタル回路では，アナログ回路とA/D変換回路のグラウンドは共通でなければならない．まず，センサからの入力部分でグラウンドを決めなければならない．グラウンドが定まらないままであると，場合によっては増幅回路に高電圧が入力され増幅回路が破壊されるだけでなく，後段のディジタル回路ひいてはワンチップマイコンやPCが破壊される可能性もある．センサ，増幅回路，A/D変換回路には電源が必要になるが，このとき絶縁トランスを用いない安定化電源を用いると，商用交流の電源ノイズが計測信号に混入することがある（場合によっては電源ノイズのほうが支配的になることがある）．絶縁トランスを用いた電源を用いることができない場合は電池 (battery, バッテリ) を用いて商用電源の影響が出ないような工夫を施すことが必要である．

図 **6.4** に示すように，A/D変換回路から後段はワンチップマイコンや通信

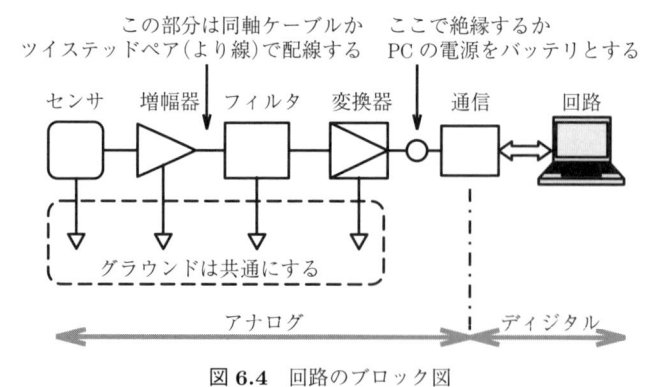

図 **6.4** 回路のブロック図

回路を経由してPCにディジタルデータが入力されるが，このときも基本的にはグラウンドは共通にする。ただし，このときグラウンドを共通にすることで，計測回路からPCまでが共通のグラウンドで接続されることになる。そのため，PCの電源から商用交流の電源ノイズが信号に重畳される可能性がある。この場合，PCの接地を確実に行うかPCをバッテリ駆動にするなどの処理を実施しなければならない。そのうえでノイズが混入される場合には，A/D変換器を含んだ計測回路とPCを図**6.5**に示すフォトカプラなどの素子を用いて絶縁しなければならない。

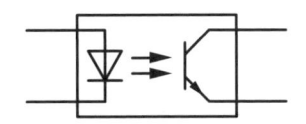

図**6.5** フォトカプラ（フォトダイオードで電気信号を光に変換し，光信号をフォトトランジスタで電気信号に戻す素子）

6.2.2 A/D変換と接続方法

A/D変換は，アナログ信号（連続量）をディジタル信号（離散値）に変換する手法である。ただし，ただ変換すればよいというものではなく，アナログ信号の持つ特性によって条件を設定しなければならない。A/D変換は，図**6.6**に示すように，**標本化**，**量子化**，**符号化**の3つの手順をたどる[†]。

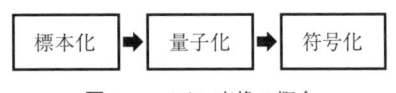

図**6.6** A/D変換の概念

（a）標本化 A/D変換における標本化（sampling，サンプリング）の過程を図**6.7**に示す。標本化とは，ある時刻に時間をとめてその時刻における信号の値を読み取ることに相当する（時間方向の離散化）。このとき，任意の時刻に値を読み取ると，その時刻を同時に記録しなければならず，データの量

[†] 詳細は文献8)に詳しい。

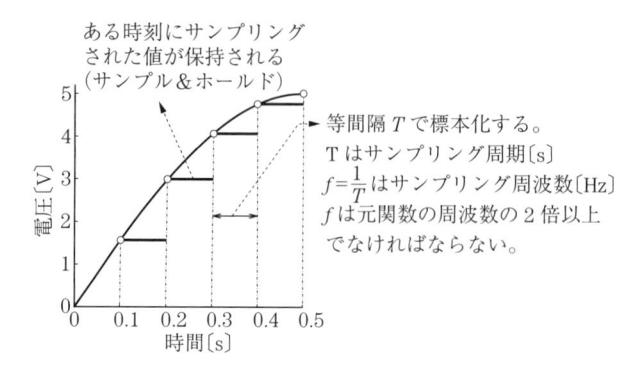

図中の説明（図6.7）：
- ある時刻にサンプリングされた値が保持される（サンプル＆ホールド）
- 等間隔 T で標本化する。
  T はサンプリング周期[s]
  $f = \dfrac{1}{T}$ はサンプリング周波数[Hz]
  f は元関数の周波数の2倍以上でなければならない。

図 6.7 標 本 化

や処理の手間などさまざまな問題が起きるため，通常は一定の間隔で値を読み取る．この間隔のことをサンプリング周期と呼び，その逆数をサンプリング周波数と呼ぶ．サンプリング周波数が不明であると元の信号を復元できないので，サンプリング周波数は必ず記録されなければならない．

ここで，例えば10 Hz の信号を0.2秒間隔（5 Hz）でサンプリングしたとすると，**図6.8** のように元の信号とはまったく別の信号がディジタルデータとして保存される可能性がある．このようにサンプリング周波数が不十分であると，元の信号とまったく違う信号が観測されることになり，この現象をエイリアシング（aliasing，折り返し，またはエリアシング）と呼ぶ．エイリアシングの発

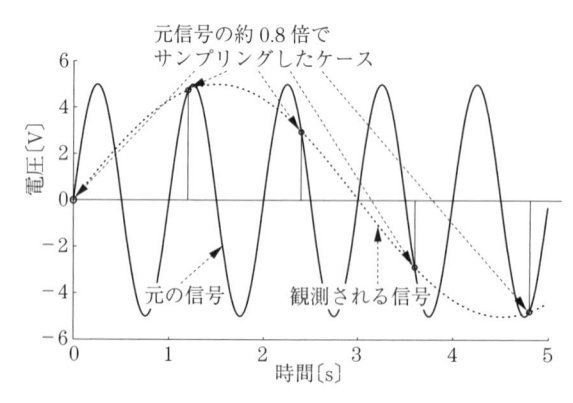

図 6.8 エイリアシングの例

生を防ぐためには，次のサンプリング定理（sampling theorem）が満たされなければならない．

―――― サンプリング定理 ――――
計測を目的とする信号（原信号）に含まれる最大周波数の少なくとも2倍の周波数でサンプリングしなければ信号を復元することができない．

ただし，サンプリング周波数を原信号の2倍とするとき，原信号より振幅が小さくなることがあり，最悪の場合0として観測されることがある．この状態を防ぐため，通常はサンプリング周波数を原信号の5～10倍に設定することが多い．信号は時間空間で解析するだけでなく，周波数空間で解析することも多い．このとき周波数の最小単位（周波数分解能）は，時間―周波数変換（フーリエ変換）に用いたデータ点数を n，サンプリング周波数を f とすると f/n となり，計測のサンプリング周波数は高いほうが都合がよいと考えられるが，サンプリング周波数を2倍にすればデータ量も2倍になるため，サンプリング周波数を不必要に高く設定することは望ましくない．

（b）量子化　　図 6.9 に量子化（quantization）の過程を示す．量子化とは，標本化された値を離散的な値に変換することである（離散化）．通常ディジタルデータはビット（bit）で表現されるため，8，10，12，16 ビットなどの単位で離散化される．図は，説明を簡単化するため，4ビットで0～5Vを量子化する場合を示している．図に示すように，0～5Vが4ビット＝16段階に

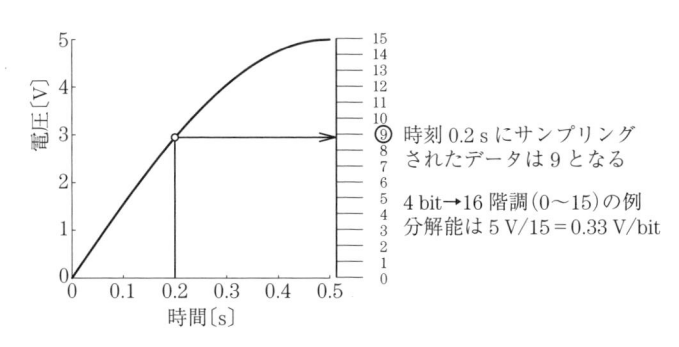

図 6.9 量子化

離散化されるため，1ビットあたりの電圧値は約 0.33 V になる。したがって，これより小さい値については，意味を持たないことに注意しなければならない。このとき，通常入力電圧の値については設定が可能なため，量子化の分解能は量子化のビット数で決定される。標本化と同様にビット数を大きくすれば量子化の精度は向上するが，同時にデータ量も増加することに注意しなければならない。また，分解能については，A/D 変換の IC または，ワンチップマイコンによって決まるので，求められる精度に応じた A/D 変換器を使用しなければならない。

図 **6.10** に示すように，量子化の際に 1 ビットあたりの電圧に満たない変化については，切り捨てあるいは切り上げられて丸められることになる。このとき 1/2 ビット分の誤差が生じ，これを量子化誤差（quantization error）と呼ぶ。これは A/D 変換を行う場合には避けられない誤差であり，量子化誤差が問題にならないように，入力信号の増幅度を設定し，十分な分解能を持つ A/D 変換器を用意しなければならない。

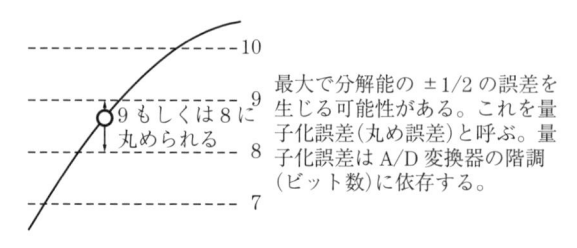

図 **6.10** 量子化誤差

（c） レベル変換 この節の最後に，レベル変換について解説しよう。アナログ回路をマイコンに接続する際によく問題になるのが，アナログ回路の出力電圧が A/D 変換器の入力電圧に合わない，という問題である。例えば，筋電図はプラス側とマイナス側の両側に電圧が振れるため，筋電図アンプは+5，−5 V の 2 電源で駆動する。ところがマイコンは+5 V の片電源で駆動されるため，A/D 変換の範囲も 0〜5 V の片電源である必要がある場合が多い。このよ

うにアナログ回路の出力電圧の範囲を，A/D 変換器の入力電圧の範囲に一致させるための回路がレベル変換回路である．

図 **6.11** にレベル変換回路を示す．図に示すように，アナログ回路の出力を抵抗 R_1 を介して，A/D 変換器の入力に接続し，同時に A/D 変換器の電源 V_{cc} に抵抗 R_2 を介して接続する．このように抵抗 2 つを追加して配線すると，A/D 変換器の入力電圧 V_{inAD} は，アナログ回路の出力電圧 V_{out} を用いて式 (6.1) で与えられる．

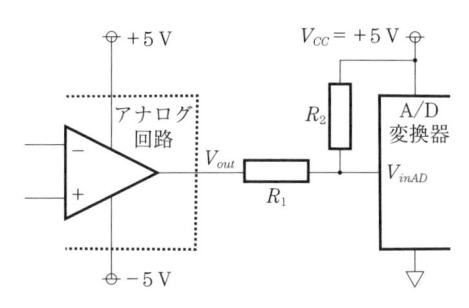

図 **6.11**　レベル変換回路

$$
\begin{aligned}
V_{inAD} &= V_{out} + (V_{cc} - V_{out}) \times \frac{R_1}{R_1 + R_2} \\
&= \frac{R_1}{R_1 + R_2} V_{cc} - \frac{R_2}{R_1 + R_2} V_{out}
\end{aligned}
\tag{6.1}
$$

いま，2 つの抵抗を同じ値（$R_1 = R_2$）に選ぶと，式 (6.1) は式 (6.2) となり，アナログ回路の出力電圧範囲を A/D 変換器の入力電圧範囲に合わせることができる．

$$
V_{inAD} = \frac{1}{2}(V_{cc} - V_{out})
\tag{6.2}
$$

すなわち

$V_{out} = +V_{cc}$ のとき，$V_{inAD} = 0$

$V_{out} = 0$ のとき，$V_{inAD} = V_{cc}/2$

$V_{out} = -V_{cc}$ のとき，$V_{inAD} = V_{cc}$

となる．なお，このような接続の場合，A/D 変換器の電源 V_{cc} は十分に安定している必要がある．さもないと，電源のふらつきが，そのままアナログ回路の出力に重畳することになる．

6.3　どこまでアナログ回路による前処理を行うか

アナログ信号がディジタルデータに変換されれば，コンピュータでどのようにも処理が可能であるというように誤解されていることが少なくない．前節で述べたように A/D 変換の際にもさまざまな雑音やアーチファクト（artefact または artifact）[†]が混入する可能性があり，ディジタル化された後にはそれがどのような原因で生じたものか判別することは不可能である．したがって，雑音やアーチファクトの除去は可能な限りアナログ信号の時点で行われなければならない．本節では，ディジタル化する前にアナログ回路で処理すべき項目を解説する．

6.3.1　シグナルコンディショニングと較正

（ａ）チャタリング　　歩行計測で使われる足底スイッチのように，スイッチの入力をワンチップマイコンなどに入力して観測することはよく行われることであり，自動制御の基本でもある．単純にスイッチの on/off を観測するだけなので非常に簡単なようにも考えられるが，実際には簡単にいかないことがある．

バネの入った機械式スイッチやドアスイッチのようにスイッチ自体を駆動する筐体が不安定なスイッチを用いた場合，図 **6.12** に示すように，スイッチが

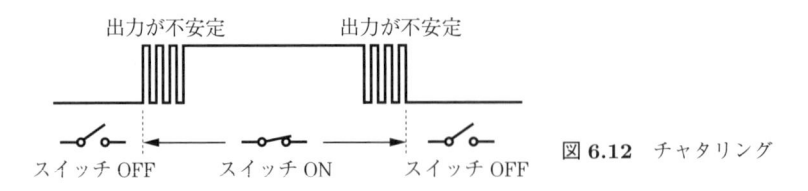

図 **6.12**　チャタリング

[†]　信号処理，解析の段階で混入した信号のゆがみ．

onとなった直後に数msから数十msの間にon/offを繰り返すことがあり，これをチャタリング（chattering）と呼ぶ。このような場合，プログラムで10 ms程度のウェイト（待ち）を入れることで解消することもあるが，その間は他の処理ができなくなる。そこで，図**6.13**に示すようなコンデンサと抵抗を用いた積分回路とシュミットトリガ回路（Schmitt trigger circuit）[†]などを組み合わせた回路によりチャタリングを起こすスイッチからの信号を整形する。

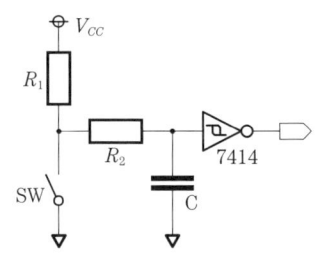

図 **6.13** チャタリング防止回路の例

（b）アンチエイリアシング　6.2節で解説したように，サンプリング周波数がサンプリング定理を満たさない場合，エイリアシングが発生し，実際にはありえない信号が観測される。ところが，サンプリング周波数は，A/D変換器の性能や，ワンチップマイコンのクロックによって上限があるので，あらかじめ余裕を持って設定できるわけではない。さらにインパルス状のノイズには非常に高い周波数成分が含まれているため，つねにエイリアシングが発生する可能性があるといっても過言ではない。そこでA/D変換を行う際には，まず，オシロスコープなどで信号を観測するか，理論的に処理に必要な信号の周波数を求めてサンプリング周波数を設定する。次に設定したサンプリング周波数の1/2よりも高い周波数の信号がA/D変換器に入力されないように，図**6.14**に示すようなアナログフィルタをA/D変換器の前段に挿入する。この回路は遮断周波数（cut-off frequency）が$1/2 f_s$となるようなローパスフィルタである。

[†] 雑音に強くするため，閾値にヒステリシス特性を持たせたディジタル素子。

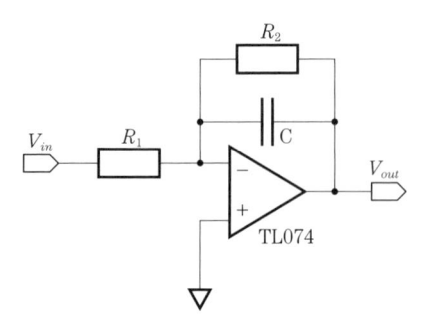

図 6.14 オペアンプによるローパスフィルタ回路

（ｃ）商用交流雑音の除去（ハムフィルタ） 家庭用電源は通常 100 V または 200 V の交流によって配電されており，その周波数は糸魚川静岡構造線より東で 50 Hz，西で 60 Hz である（例外あり）。生体の信号は数 mV～数 100 mV，ディジタル信号は最大 12 V 程度であることに対して 100 V の信号であるため，非常にやっかいなノイズ源であることは 5.1 節で解説した。通常，生体信号の計測では，外部から一様に重畳する商用交流雑音[†]に対して差動増幅を行い，この成分を除去しているが，それだけでは十分でないことも多い。そこで，3.4 節で解説した，50 Hz もしくは 60 Hz のみの信号を選択的に除去するノッチフィルタ（ハムフィルタ）を挿入する。

（ｄ）較　　正 本章の最初に述べた，ある物理量をセンサを用いて電気信号に変換することから計測は始まる。このとき，ディジタルデータとして PC やマイコンに取り込まれる量は電圧であり，元の物理量の変化と電圧変化の関係がわからなければ，相対的な変化しかとらえることができない。またセンサそのものの直線性が不明だった場合には，相対的な変化も不明となる。そこで，あらかじめ物理量の変化に対してデータがどれだけ変化するかを求めておく必要がある。この作業が較正（キャリブレーション，calibration）である。また，この作業によって求められた物理量と電圧の関係が正しいかどうかを判断し，ずれていた場合に関係式を調整する作業も較正と呼ぶ。較正のためには

[†] 商用電源に由来するノイズをハム（hum）ノイズという場合がある。

複数の既知の量を計測して出力される電圧を求め，最小二乗法などを用いて物理量（入力）と電圧（出力）の関係を求める．

例として，加速度センサの校正を取り上げる．加速度センサの出力は，増幅回路の電源電圧と，A/D 変換器の参照電圧によって変化するので，PC に接続した状態で A/D 変換値が得られるようにしておく．

次に，水平が確認されている面上に上方の指示がある面を下にしてセンサを置き出力が安定するまで待つ．この状態で獲得されている値（max）が $9.8\,\mathrm{m/s^2}$ に相当する．次に上方の指示がある面を上にしてセンサを置き，出力が安定するまで待つ．この状態で獲得される値（min）が $-9.8\,\mathrm{m/s^2}$ である．図 **6.15** に以上の操作によって得られた較正結果の例を示す．図に示されるように，センサにはオフセットがある場合が多く，$-9.8\,\mathrm{m/s^2}$ が 0 になるとは限らない．センサの出力が線形であり直線性も保証されているならば，max-min を分解能（階調）で割ったものが 1 ビットあたりの変化量となる．念のため，先ほどとは直角にセンサを置いてセンサの出力が 0 に相当することを確認する．

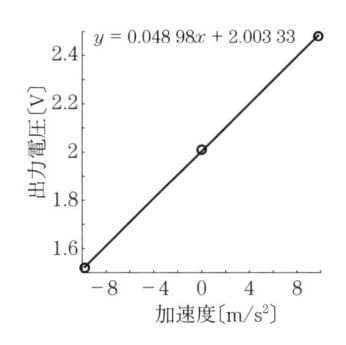

図 **6.15** 較正曲線の例

（e）**ディジタルフィルタ**　獲得した信号にノイズが含まれていた場合，アナログフィルタで処理しきれなかったノイズをディジタルフィルタ[9]で低減・除去することが可能な場合がある．ただし万能ではないので注意すること．

図 **6.16** に示すように複数の点の平均を求めて新しいデータとする．このとき，高周波の雑音成分が相殺されるので，この処理はローパスフィルタと同様の効果を得ることが可能である．この処理を**移動平均**と呼ぶ．

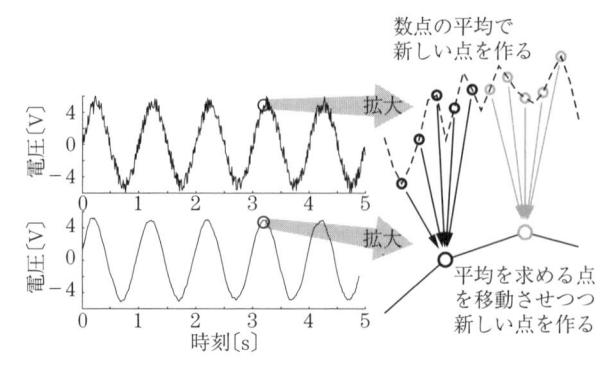

図 6.16　移動平均

6.3.2　PC との連携

以上のように，PC を用いた生体計測の場合，アナログ信号→ A/D 変換器→ PC という順で PC へディジタルデータが送られる．PC への A/D 変換機能の装備の仕方にもいろいろな方法がある．ここでは，PC への A/D 変換機能の装備方法を解説する．

（a）専用の A/D 変換ボードを使用する場合　　PCI インタフェースによる A/D 変換ボードが市販されている．これらの多くは DAQ (data acquisition) ボードと呼ばれ，数 MHz から数 GHz といった高速なサンプリング周波数に対応しているものもある．A/D 変換ボードの使用のためには付属のアプリケーションを利用するか，LabView® というソフトウェアを利用してビジュアルプログラミングを行い，計測用のアプリケーションを作成することも可能である．図 6.17 に示すように，デスクトップ PC の場合は PCI ソケットと呼ばれるソケットに挿入して使用する．ノート PC の場合は Express カードもしくは PCMCIA と呼ばれるソケットにカード型のインタフェースを挿入して使用する．

（b）PC のオーディオ入力端子を用いる場合　　心電図，筋電図，加速度などの信号はおおむね数十 Hz から数 kHz の帯域にある．これは可聴域の音声の周波数帯域に十分含まれるものである．増幅器の出力インピーダンスを，図 6.18 に示すオーディオ入力端子（マイク端子）の入力インピーダンス（100〜10 kΩ）

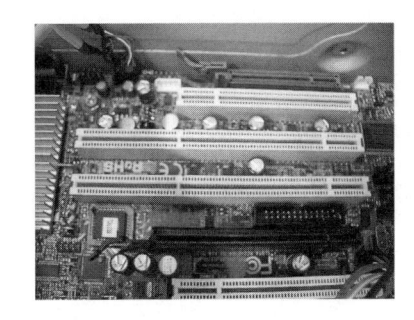

図 6.17　PCI ソケット（中央の白色のソケット）

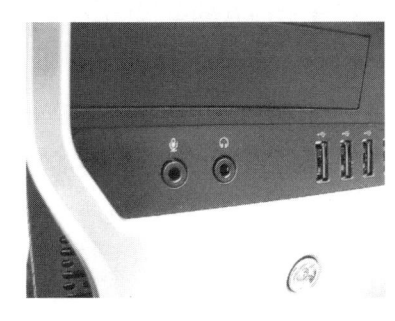

図 6.18　マイク端子（左側のマイクのアイコンで示されている端子）

にあわせておけば，オーディオ入力が A/D 変換器として利用可能である．ただし，最大入力電圧を 500 mV 程度に調整しておく必要があり，過大な場合は回路を破壊することがあるので注意が必要である．データの収集には，Windows® に標準装備されているサウンドレコーダなどのアプリケーションが利用可能である．ただし，計測範囲内でフラットな特性が得られるかどうかは，PC の性能によって変わるので注意することが必要である．

(c)　**外付け A/D 変換器を接続する場合**　図 6.19 に示す RS-232C シリアルインタフェース（serial interface）は，従来からシリアル通信[†]に用いられる規格であり，計測器にも用いられることが多い．近年は後述の USB（universal serial bus）に取って代わられてきたが，その通信方式は USB でも用いられることが多い．通常は 9 ピンもしくは 25 ピンのコネクタを持つケーブルで PC と計測器を接続し，通信を行う．

[†]　通信にシリアル通信とパラレル通信の 2 種類がある．シリアル通信は 1 ビットずつ送信するが，パラレル通信の場合は 8 ビットなど複数ビットをまとめて送信する．

160　　　6. 日常生活モニタシステム

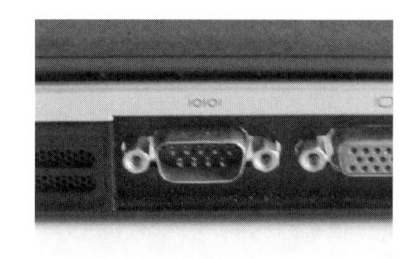

図 6.19　RS-232C シリアルコネクタ
（中央の 9 ピンのコネクタ）

　RS-232C シリアルインタフェースの場合，まず COM ポート（COM port）を割り当てる必要がある。RS-232C のコネクタが存在する場合は COM ポートがあらかじめ割り当てられているが，USB を用いて RS-232C/USB 変換を行っている場合は仮想の COM ポートを割り当てる必要がある。次に図 **6.20** に示すような通信用のソフトウェア[†]を起動し，割り当てた COM ポートに対し，通信速度，データビット，パリティビット，ストップビット，フロー制御などの値を設定する。これらの値は送信側の計測機器と受信側の PC で同じにしなければ通信できない。通信速度は一秒間あたりに転送するビット数（bps, bits/sec）で定義される。この設定を行った後，COM ポートへ接続を行うと計測機器からデータが送信されるので，必要に応じてデータを保存すればデータ収集が可能となる。

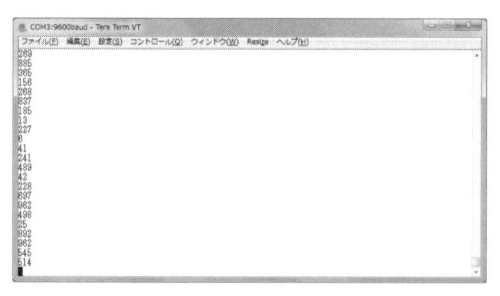

図 6.20　ターミナルソフトウェアを用いた
ワンチップマイコンとの通信の例

[†]　ターミナルソフトウェア。WindowsXP[®] まではハイパーターミナル，WindowsVista[®] 以降はターミナルソフトウェア tera term[®] などがある。

図 6.21 (a)(b) に示すように，USB インタフェースを用いた DAQ システムが市販されている．PC のアプリケーションの形で提供されるディジタルオシロスコープなどもこの方式に分類される．多くの場合，ディジタルオシロスコープだけでなくディジタルデータレコーダのように長時間データの獲得が可能なアプリケーションとして提供される．通常，データ獲得のためのアプリケーションだけでなく，自作アプリケーションから利用可能なライブラリが提供される．また，PC から見て仮想的なシリアル通信端末として認識されるような装置もあり，その場合は仮想的な COM ポートへターミナルソフトウェアを用いて接続することで通信が可能となる．

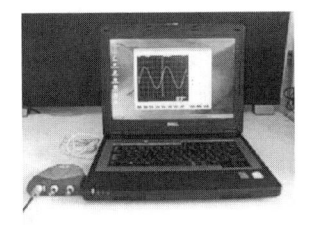

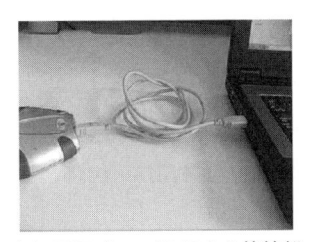

(a) DAQ システムと PC の画面　　(b) USB ケーブルによる接続部
図 6.21　ディジタルオシロスコープ

6.4 近距離ディジタル通信と BSN

実験室での生体計測と異なり，日常計測の場合，ヒトに取り付けた生体センサ，住宅設備に取り付けられた生体センサなど，多数の生体センサから情報が発生する．これらの情報を健康サーバで一元管理するためには，センサとサーバの間での通信が不可欠になる．本節では近距離ディジタル通信技術と，BSN (body sensor network) について解説する．

6.4.1　近距離ディジタル通信

代表的なディジタル通信規格である Bluetooth は，近距離で PC と周辺機器との通信を行うための規格で，2.4 GHz 帯の電波を利用し，通信を行う．周波

数ホッピングと呼ばれる方式でスペクトラム拡散を行うためノイズ耐性が高い。Class1, Class2, Class3 の 3 つの Class が設定されており，Class1 では 100 mW（到達距離 100 m），Class2 では 2.5 mW（到達距離 10 m），Class3 では 1 mW（到達距離 1 m）の出力となっている。通信速度は，バージョンによって異なるが，バージョン 2.0 では 3 Mbps となっている。また 1 台の PC に最大 7 台の端末を接続可能である。その使用目的により通信のためのプロファイルが用意されており，代表的なものとしてマウスやキーボードのための HID（human interface device profile），ヘッドホンのための HSP（headset profile）などがある。計測器，特にワンチップマイコンのためには Bluetooth を仮想シリアルポートとして取り扱うための SPP（serial port profile）を利用するとデータの転送が容易になる。図 6.22 に示すように，PC 側にはドングルと呼ばれる USB コネクタに接続可能なトランシーバが市販されており，安価に入手可能である。また，携帯電話でも利用可能な機種がある。

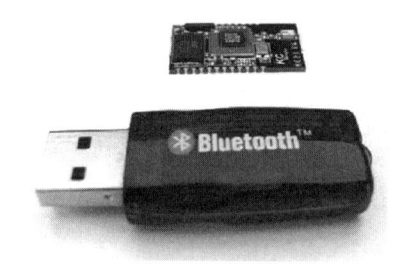

上はワンチップマイコンに接続するモジュール，下はPC の USB コネクタに接続するトランシーバ

図 6.22 Bluetooth アダプタ

家電や，計測機器のための無線通信の規格で，Bluetooth と同じく 2.4 GHz 帯の電波を利用する†。通信速度は最大 250 kbps と低速であるが，低消費電力でデータの中継が可能である。したがって，複数の ZigBee 端末によりネットワークを構成することが可能で，最大 65 528 個の端末を設置することが可能である。ただし，図 6.23 に示す PC との接続のためには専用のトランシーバが

---

† 本来は 900 MHz 帯なども使用できることになっているが，わが国では電波法の関係から 2.4 GHz 帯のみである。

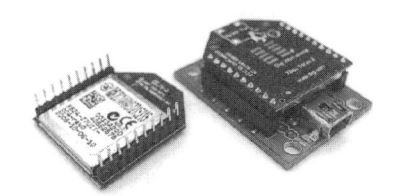

左はワンチップマイコンに接続するモジュール，右はモジュールを USB 経由で PC 接続できるようにしたアダプタ

図 6.23 ZigBee アダプタ

必要で，2010 年時点では，このトランシーバは家電量販店などで容易に入手できるものではない．

6.4.2 BSN

個人周辺（最大でも 2〜3 m 程度）の情報端末同士を接続したネットワークを PAN (personal area network) と呼ぶ．PAN は個人の持つ PC，携帯電話，ヘッドセットやディスプレイなどを相互に接続するもので，接続のためには Bluetooth や ZigBee のような無線通信や，皮膚の導電性を活用し，人体そのものを伝送路としたネットワークを用いることが多い．ZigBee は元来 PAN の通信端末としての利用が想定されており，Bluetooth にも PAN のためのプロファイル PAN (personal area network profile) が用意されている．この PAN の考え方に基づき，人体に取り付けた複数のセンサをネットワークで相互に接続するシステムが図 6.24 に示す BSN (body sensor network) である．BSN

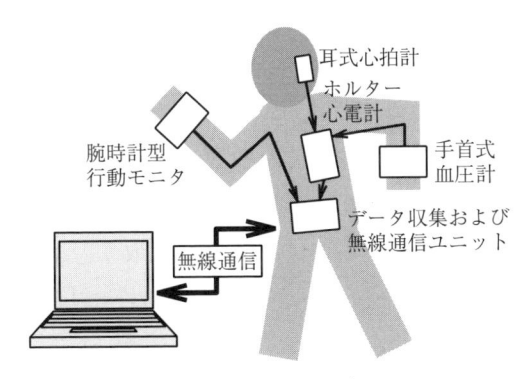

図 6.24 BSN の概念図

が実現すれば，個々のセンサと PC を個別に接続する必要がなくなるだけでなく，すべてのセンサの出力を同期させて記録することが可能となる．例えば，運動中の筋電図と心拍数，体温変化を同時に計測することも容易になると考えられる．

ヒトの行動をモニタするセンサを体のさまざまな部分に装着する．ただし，個々のセンサはワイヤレス通信（wireless communication，無線通信）である．それぞれのセンサが無線ユニットを持ち，アドホックネットワーク（ad hoc network）[†]を構築する．すなわち直近のセンサへデータを送るとそのセンサがデータを中継する．データは最終的に収集ユニットで集約され，無線通信で PC 等へ伝送される．このとき，携帯電話を利用すれば，家の内外を問わず，データを収集することが可能となる．

本節の最後に，ワンチップマイコンと無線通信装置を経由し PC に接続する方法を述べる．ワンチップマイコンの多くは外部との通信のために **UART** (universal asynchronous receiver transmitter) **端子**を有する．この UART 端子はシリアル通信のための端子であるが，これをそのまま PC の RS-232C 端子に接続することはできない．なぜならば，RS-232C は基本的に ±12 V の信号を用いて通信するのに対し，UART は 3.3 V もしくは 5 V（マイコンの電源電圧による）を用いて通信するためである．例えば RS-232C では −12 V を 0，+12 V を 1 として通信するのに対し，UART では 0 V を 0，5 V を 1 として通信するため，そのまま接続すると通信できないばかりかマイコンが破壊される可能性もある．そこで通常はレベルコンバータと呼ばれる IC を間に挿入して通信を行う．ここで，幸いなことに，Bluetooth や ZigBee などの無線モジュールは 3.3 V あるいは 5 V で駆動されるため，UART の信号をそのまま接続しても問題ない．したがって図 **6.25** に示すように接続することで，ワンチップマイコンで A/D 変換した結果を無線で伝送し，PC に取り込むことが可能となる．通信には仮想シリアル通信を用いれば PC 側ではターミナルソフトウェアを用いてデータの受信が可能となる．

[†] 無線 LAN のようなアクセスポイントを使用せず，端末同士が直接通信する方式．

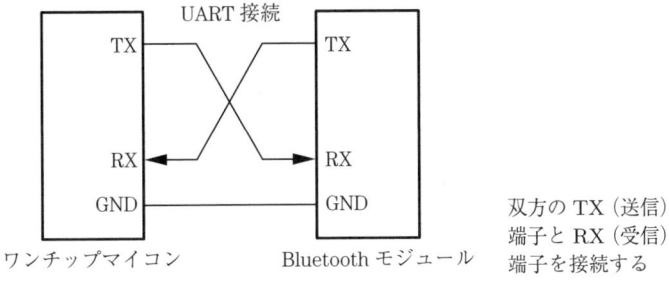

図 6.25 マイコン－ Bluetooth 接続図

6.5 電池と長時間計測

　現在，生体計測については，臨床におけるベッドサイドモニタリングが主であり，それらのためには電源や配線の自由度が比較的高く，計測時間も最大 24 時間程度である．しかしながら，今後，疾病の発生を未然に防ぐいわゆる一次予防の概念が重要視されるとの観点から，日常生活中におけるモニタリングが重要となるため，被検者の行動を拘束せず，被検者が計測そのものを意識しない，いわゆる無意識・無拘束な計測が必要となる．このような計測環境では，携帯に支障がないようできるだけ軽く小さい電源が必要であり，配線はまったくないか，少なくとも行動を阻害しないようにしなければならない．したがって，電源・センサ・増幅器・ワンチップマイコン・無線モジュールが一体となったうえで可能な限り小型化された生体計測システムの開発が必要である．

　例として，表 6.2 に示す加速度センサ，ワンチップマイコン，無線モジュールによって構成されるシステムの消費電力を考える．このシステムで 24 時間の計測を行った場合，消費電流量は 652 mAh となる．

　図 6.26 に日常計測で使用する代表的な電池を示す．市販のボタン電池が 3 V，160 mAh であるため 24 時間の連続運転は不可能である．そのため，スリープモード[†]を利用して静止時には電力を消費しないようにするなどの工夫が考えら

---

　† CPU へのクロック供給を止め，CPU の電力消費を最小にするモード．

6. 日常生活モニタシステム

表 6.2 ワンチップマイコン計測システムの消費電流

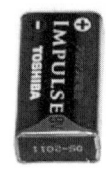

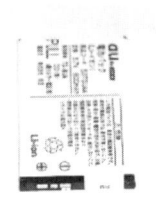

素 子	消費電流〔mA〕
加速度センサ	2.0
ワンチップマイコン（AVR ATmega328P）	0.2
Bluetooth 無線モジュール KC-21	25.0
合計	27.2

(a) ボタン電池　(b) 006P アルカリ電池　(c) 携帯電話用リチウムイオン電池

図 6.26　電池各種

れるが，この場合，稼働率を 50% としても 12 時間しか電池がもたない。006Pアルカリ電池であれば 9 V，500 mAh なので，工夫次第では 24 時間以上の駆動も可能ではあるが，重量が約 45 g で，厚みも 2 cm ほどの大きさがあるため携帯に向くとはいいがたい。携帯電話用のリチウムイオン電池であれば 3 V，800 mAh であるため，24 時間の連続運転は可能である。ただし，この場合，充電の必要があるので充電設備を準備する必要がある。いずれにしても，携帯型の日常計測装置を開発する際に，最後まで問題となるのがこの電池の問題である。

章 末 問 題

【1】 A/D 変換のサンプリング周波数に関する次の問題に答えよ。

(1) ある生体信号をオシロスコープを用いてあらかじめ計測したところ，最も短い周期を持つ信号の周期が 10 ms であった。このとき，サンプリングレートは少なくともどれだけに設定する必要があるか。

(2) ある生体信号を商用電源の影響下で計測することになった。元信号の周波数は最大 20 Hz であるとき，サンプリングレートは少なくともどれだけに設定する必要があるか。

【2】 A/D 変換の量子化ビット数に関して，ある信号の電圧が $-5 \sim +5$ V であった。電圧の分解能を 0.005 V としたいが，入手可能な A/D 変換器は 8 ビット，10 ビット，12 ビット，16 ビットのいずれかである。どの A/D 変換器を選択するべきか答えよ。

また，図 6.11 のレベル変換回路において，$R_1 \neq R_2$ の場合，どのようなレベル変換が行われるのかを考えよ。

7 日常生活計測

　本章では，これまでのまとめとして，4つの日常生活計測の事例を紹介する。第1の例は睡眠計測，第2の例は家庭内での生活行動計測，第3の例は筋電図を用いた日常活動の推定，第4の例はジョギング支援システムである。いままでの学習の総まとめであり，適宜，前の章の該当部分を参照して欲しい。

7.1 睡眠計測

　人間は，睡眠に1日の3分の1の時間を費やしており，身体諸機能を健常に保つために必要不可欠である。また，睡眠は生体リズムの1つとして生活に組み込まれていることがわかっており，人間にとって睡眠の質は生活の質をも左右する重要な指標である。睡眠の調節機構は精神ストレスの被害を被りやすく，一度不眠に陥るとほかにもさまざまな精神心理的，身体的な障害を招く結果となる。

　そこで本節では日常生活における睡眠計測の事例について紹介する。最初に，臨床において一般的な睡眠検査である，ポリソムノグラフィ（Polysomnography, PSG）検査法[10]について解説し，これを使用し睡眠評価を行った事例の紹介を行う。次に，家庭における日常的な睡眠計測においてPSG計測を行うことが困難な場合がある。このような場合において睡眠を評価する場合，脳波以外の生理機能として体動や心拍を使用する。この手法について解説し，自律神経指標である呼吸波形から睡眠評価した事例を紹介する。

7.1.1 PSG 計測

PSG は脳波，眼球運動，頤筋筋電図を基本とし，心拍や呼吸，体動などさまざまな生体現象を同時に計測することで終夜の睡眠深度を判定し，睡眠の質を評価することができる。図 **7.1** に PSG をはじめとする睡眠中の生体現象計測の様子を示す。図に示すように，PSG 計測では多数の電極装着が必要となり，被験者にとって大きな負担となる。そこで，睡眠評価のための必要最低限の電極装着について述べる。

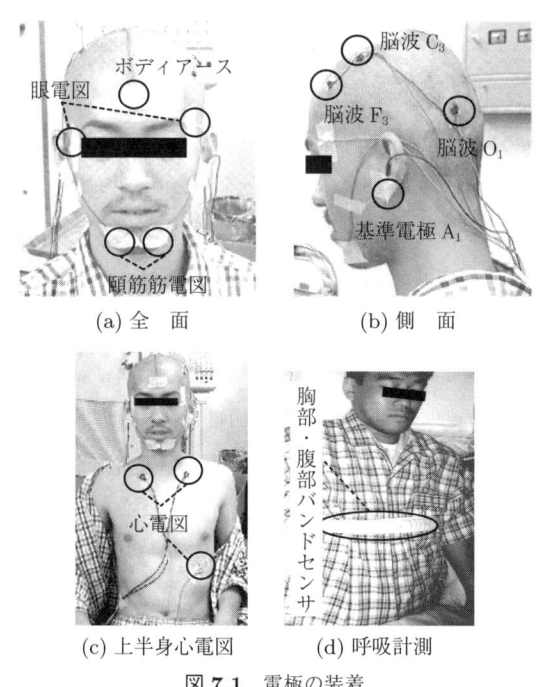

(a) 全面 — 眼電図，ボディアース，頤筋筋電図

(b) 側面 — 脳波 C_3，脳波 F_3，脳波 O_1，基準電極 A_1

(c) 上半身心電図 — 心電図

(d) 呼吸計測 — 胸部・腹部バンドセンサ

図 **7.1** 電極の装着

脳波は国際脳波学会の標準法である 10/20 法（ten-twenty electrode system）に従い電極装着を行う。表 **7.1** の通り，睡眠判定のために最低限必要となる脳波電極位置は中心部（C_3, C_4）である。基本的には，この電極位置から瘤波（hump）や頭頂部鋭波（vertex sharp wave），睡眠紡錘波（sleep spindle），K複合波（K complex wave），α 波，δ 波を確認し，眼球運動と合わせて睡眠深度の判定を行う。C_3, C_4 はほぼ同じ傾向の脳波を確認することが可能である。

7. 日常生活計測

表 7.1 PSG に必要な計測項目

計測対象	導出する信号	関連する睡眠深度
脳波：中心部（C_3, C_4）	α 波	覚醒, 睡眠深度 1
	頭頂部鋭波	睡眠深度 1
	瘤波	睡眠深度 2
	睡眠紡錘波	睡眠深度 2
	K 複合波	睡眠深度 2
	δ 波	睡眠深度 3 または 4
脳波：後頭部（O_1, O_2）	α 波	覚醒, 睡眠深度 1
眼電図	SEMs	睡眠深度 1 または 2
	REMs	REM 睡眠
頤筋筋電図	表面筋電図	REM 睡眠と覚醒の鑑別

同傾向を示す電極位置にもかかわらず，C_3, C_4 の 2 か所に電極を装着する理由は，一方が体動などによりノイズが混入した場合や，電極がはずれた場合に代用するためである。

なお，覚醒時の判定には α 波の出現を利用するが，C_3, C_4 のような中心部では α 波の確認が困難な場合がある。このため，正確な覚醒判定のため，同時に後頭部（O_1, O_2）の導出を加えるのが通常である。なお，後頭部において 2 か所の電極位置に装着する理由は同様である。**REM 睡眠**の判定には眼電図に出現する REMs (rapid eye movements) や脳波を用いる。また，判定の補助として睡眠深度 1 に出現する SEMs (slow eye movements) を使用する場合もある。

また，PSG から睡眠深度を判定する際に補助的な情報として，心電図や呼吸曲線のような自律神経指標，体動といった生体現象を同時に記録しておくことが望ましい。

コーヒーブレイク

睡眠深度の判定

R & K[†]と呼ばれる国際基準によると，睡眠深度の判定には脳波，眼球運動，筋電図の計測が必要となる。**表1**に睡眠深度の判定基準を示す。判定は，通常 20 秒ごとまたは 30 秒ごとに行い，これをエポック（epoch）と呼ぶ。表では，1 エポックに対し，ある周波数と振幅の脳波が何％以下，または何％以上と示してお

[†] Rechtschaffen A と Kales A により発表された方法。詳細は文献11) を参照のこと。

り，これが睡眠深度の判定基準となる．以下に，睡眠深度ごとの特徴を解説する．

表1 睡眠深度の判定基準

睡眠深度	脳波	眼球運動	頤筋筋電図	別の呼び方	
覚醒	周期的な α 波	REMs	高振幅筋電図	Wake	
睡眠深度1	α 波 50%以下	SEMs	覚醒時より低下	Stage1	
睡眠深度2	α 波の消失 睡眠紡錘波やK複合波の出現 2 Hz 以下 75 μV 以上の δ 波が20%以下			Stage2	軽睡眠
睡眠深度3	2 Hz 以下 75 μV 以上の δ 波が20%〜50%			Stage3	深睡眠，徐波睡眠，SWS
睡眠深度4	2 Hz 以下 75 μV 以上の δ 波が50%以上			Stage4	
REM睡眠	深度1と類似した脳波波形，瘤波の消失	REMs	記録中最低レベル	REM睡眠，REMs	
体動	体動によるアーチファクトのため，脳波や眼球運動が判定不能な区間			MT	

　覚醒時には，安静閉眼時は周期的な α 活動を示す．閉眼時にはSEMsが見られる場合があるが，これは入眠直前の覚醒レベルが低下した状態である．筋電図は相対的に高電位な状態である．

　睡眠深度1では，覚醒時の α 波の振幅が低下し，α 活動の連続性が途切れるようになる．α 活動が1エポックにおいて50%以下になったら睡眠深度1と判定できる．頭頂部鋭波や θ 波も認められる．眼球運動はSEMsが見られ，筋電図は相対的に高電位のままである．

　睡眠深度2においては，散在的に睡眠紡錘波およびK複合波の混入により睡眠深度1と区別される．眼球運動はほぼ消失，筋電図は持続的な活動はみられるが，覚醒時と比較すると振幅は小さい．

　睡眠深度3，睡眠深度4においては，1エポックに対する δ 波の出現率から判定される．眼球運動は生じず，筋電図の振幅は減少している．

　REM睡眠では，鋸状波や α 波帯域の脳活動が確認される場合がある．眼球運動はREMsが顕著に出現するが，必ずしもREMsを伴わない場合もある．筋電図は終夜で最も抑制される．REM睡眠の判定には脳波，眼球運動，筋電図の特徴所見の一致が必要である．このため，初心者においては，他の睡眠深度と比較してREM睡眠の判定が難しい場合が多い．

7.1.2 PSG計測による快適寝具の評価

睡眠に影響を及ぼす要素は数多く存在し，それらが複雑に作用しあって睡眠環境，つまり寝室環境および寝床内環境を形成している．中でも"温熱"，"光"，"音"は3大環境要因といわれており，これまでの研究結果から，これらの要因の中でも温熱環境条件が睡眠に及ぼす影響が最も大きく，睡眠の質的レベルに大きく関わっていることが明らかになっている．覚醒時に比べて睡眠中は体温調節機能が著しく低下しており，寝室や寝床内の温熱条件の影響を受けやすいので，身体に優しく安眠が得られる温熱環境作りが重要である．寝床内温度に関しては，脳波からみて最も安定した睡眠経過が得られやすい春・秋季の寝床内気候は，おおむね32°C程度とされており，この範囲が快適な寝床内温度条件といわれている．そこで，ユーザに快適な睡眠環境を提供する装置開発を目指した研究において，寝床内温度コントロールシステムを試作し，温度一定下(32°C)においてその一定の温度コントロールが睡眠に与える影響を調べた．

（a）寝床内温度コントロールシステム　寝床内全体を均一に設定温度である32°Cに加温するため，送風による加温方式を採用した．送風による加温方式は，寝床内の特定の場所に熱源を設置して加温するような方式に比べ，方法によれば，寝床内全体を均一加温することが可能であり，同時に寝床内温度コントロールが容易である．また，寝床内に直接送風するのではなく，図7.2に示すように寝具の内部に送風することで寝床内の気流変化を最小限に抑えた．

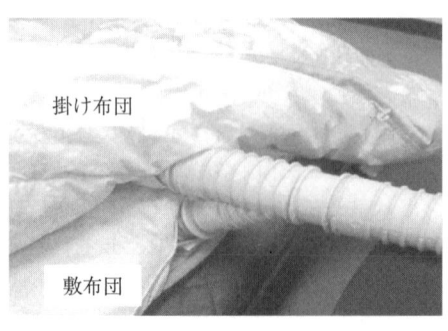

図7.2　送風による寝床内の加温

(b) **実験条件** 成人男性5名（22.6±0.6歳）を対象とし，11月中旬～12月下旬にかけて行った．3夜で1セットとし，第1夜効果（first night effect）を考慮し，1夜目のデータは除外した．2夜目以降は1）寝床内温度コントロールシステムの寝具のみを使用し，温度コントロールをせずに就寝（自然条件と呼ぶ），2）寝床内温度コントロールシステム上で32°Cに温度コントロールした寝床で就寝する（温度コントロール条件と呼ぶ），の2条件で実験を行った．全日ともに就寝時刻を午前0時，就寝時間は7時間程度とした．なお，目覚め時の睡眠深度が主観に与える影響を避けるために，深睡眠時以外の睡眠深度で覚醒させた．

(c) **睡眠評価方法** 就寝する被験者からは睡眠深度判定のためのPSGおよび心電図，胸郭の呼吸運動を，デジタル多様脳波計（SYNAFIT5100, NEC社製）と多用途生体情報解析プログラム（BIMUTASII-R，キッセイコムテック社製）を使用し，サンプリング周波数250Hzにて計測した．睡眠の質を客観的に評価するために，計測したデータは睡眠解析研究用プログラム（SleepSignR Ver.2.0，キッセイコムテック社製）を使用してRechtschaffen & Kales [11] の睡眠判定に従って評価した．

本実験では，異なる2つの寝床内環境が，睡眠の質に与える影響を検討するため，3つの睡眠変数を用いた．徐波睡眠潜時（消灯から徐波睡眠が出現するまでの時間），睡眠効率（総就床時間に対する総睡眠時間の割合），睡眠段階3と睡眠段階4の出現率である%SWS† （総睡眠時間に対する徐波睡眠の割合）である．

(d) **評価** 各条件間における徐波睡眠潜時の被験者平均の結果を図7.3 (a)，睡眠効率の被験者平均の結果を図 (b)，%SWSの被験者平均の結果を図 (c) に示す．徐波睡眠潜時は被験者が深い眠りにつくまでの時間であり，結果により温度コントロール条件では，その時間が短縮されていることが確認できる．睡眠効率は睡眠の効率を示すが，入眠潜時，中途覚醒，最終覚醒によ

---

† SWS（Slow Wave Sleep，徐波睡眠または深睡眠）は睡眠段階3と睡眠段階4の総和を指す．

り，その数値は変化する．睡眠効率をみると，自然条件と温度コントロール条件を比較すると，温度コントロール条件のほうが高い値を示した．このことから，温度コントロール条件において効率のよい睡眠をとれていたと考えることができる．%SWSの占有率については，自然条件では被験者平均で15%前後，温度コントロール条件では20%前後となっている．この年代の成人男性においてSWSの占有率である%SWSは20%前後といわれている．このことから，自然条件では寝床内の温度環境が悪くSWSが抑制されていることがわかる．

この実験のように，快適寝具により寝床内の温度環境を変化させることが睡眠の質へどのような影響を与えるか，PSGを用いて客観的に評価することが可能である．

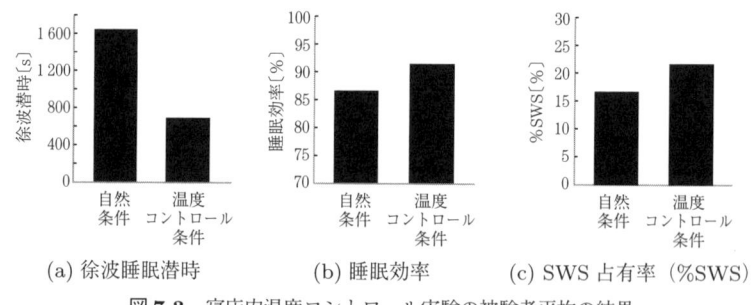

(a) 徐波睡眠潜時　　(b) 睡眠効率　　(c) SWS占有率（%SWS）

図 **7.3** 寝床内温度コントロール実験の被験者平均の結果

7.1.3　簡易な睡眠計測手法

一般的に，睡眠を評価する方法はPSG計測が採用されているが，基本的には病院や専門機関での検査が必要である．このことから，簡便に睡眠を評価することを目的に，体動や自律神経活動と睡眠深度が深い関わりを持つことに着目し，睡眠深度を推定する手法が考案されている．表 **7.2** にこのリストと，参考値として，公表されているPSGとの一致度を示す．

なかでも連続活動量計を用いた睡眠・覚醒状態の測定は一般に広く使用され

表 7.2 PSG に必要な計測と導出する信号

計測項目	原理	測定	PSG との一致度	現状（製品名）
手首の活動量[11]	加速度センサ	睡眠効率 睡眠-覚醒	85%以上 89〜98%	市販（Actigraph, Actiwatch, Actitrac など）
体動	動画の差分処理	睡眠効率	96%	研究段階
心拍, 体動[12]	エアマットの空気圧変化	Non-REM REM 覚醒	83% 38% 71%	研究段階
呼吸[13]	胸部バンドセンサ（圧電方式）	軽睡眠 深睡眠	67% 75%	研究段階

ており，睡眠障害の臨床や睡眠研究において利用されている。現状では複数の製品が市販されているが，これらの機器の中で，研究論文で採用されている装置としては Actigraph® が多く見られる。

また，近年では完全な無拘束の状態で睡眠時の呼吸，心拍，体動といった生体情報を計測する装置が開発されてきている。これらの装置は，呼吸運動や心拍動に由来した体表に伝わる振動や圧力を計測している。このような装置から得られる心拍や体動データを用いて，睡眠状態を推定する研究も行われている。

7.1.4 呼吸計測による睡眠状態の推定

呼吸運動は体表に伝わる振動や圧力としては非常に大きな値で，高精度に計測されている。呼吸運動は睡眠の状態に密接に関係していることがこれまでの研究で知られている。そこで，睡眠の状態の遷移による呼吸波形の変動に着目し，睡眠状態を推定する方法を紹介する。なお，この手法は睡眠のリズムの確認に重点を置いているので，SWS 状態の推定について特化している。

（ e ） **睡眠時の呼吸波形の特徴**　　睡眠時における呼吸変化は覚醒から睡眠に移行する時期，ノンレム睡眠が安定している状態，REM 睡眠の3つの状態に分類される。覚醒から睡眠に移行する時期では入眠期の意識水準の動揺などから，周期的に増大，減少を繰り返すといった不規則な状態となる。睡眠深度2

から 4 と安定したノンレム睡眠では呼吸はまったく規則的となる．一方，REM 睡眠では呼吸は不規則になる．突然振幅や呼吸間隔が変化し，中枢性の無呼吸が起こることもある．それぞれの特徴を表 7.3 に示す．

表 7.3 睡眠時の呼吸の特徴[14]

呼吸パターン	睡眠の状態
断続的または周期的	不安定なノンレム睡眠
規則正しい	安定したノンレム睡眠
ほぼ規則正しい	REM 睡眠（持続的な筋活動）
不規則	REM 睡眠（相動的な筋活動）

以上のことを考慮すると，SWS 状態の推定を行うためには，呼吸運動の変動の大きさを指標とする必要がある．そこで，5 分間で得られる呼吸間隔と呼吸振幅の平均値（M）および標準偏差（SD）を求め，以下の式 (7.1) から変動係数（CV）を算出する．

$$CV = \frac{SD}{M} \times 100 \ [\%] \tag{7.1}$$

胸部・腹部バンドセンサから得られた終夜の呼吸データを用いて，各状態における呼吸振幅の特徴を抽出した．閉眼，安静仰臥にて計測された覚醒期の呼吸（WAKE），睡眠ポリグラフから SWS 期と判定された区間（SWS）の呼吸，REM と判定された区間（REM）の呼吸をそれぞれ 1 分間抽出し，この区間を含む 5 分間の呼吸振幅の CV 値を算出した結果を図 7.4 に示す．なお，安定し

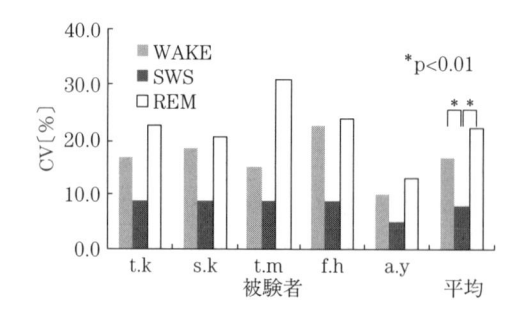

図 7.4 各睡眠段階における呼吸振幅の CV 値

たSWS期とREM期の抽出のため，就寝後3時間以内に出現するSWS，3時間経過後に出現するREM期を抽出し，体動が混入する区間は避けた．

図から，5分間における呼吸の振幅の変動はREM睡眠期が一番大きく，続いて覚醒期，SWS期となっている．SWS期とREM期の差異についてみると，呼吸の特性をよく表現していることがわかる．覚醒期については，REM期ほどの大きな差異ではないが，SWS期と比較すると呼吸の振幅変動が大きい．これは，呼吸の制御は代謝的（自動的）制御と行動的（意識的）制御の2重支配を受けているが，ノンレム（non-REM）睡眠時には後者の関与する割合が増大しているからである[15]．

(f) **睡眠状態の推定** SWS状態の推定について，それぞれの被験者において，算出したCV値を閾値とし，呼吸波形から算出されたCV値を閾値以上（Wake, Light, REM）と閾値以下（SWS）に判定した1名の被験者の結果を，PSGから判定された結果と併せて図7.5に示す．

PSGから判定されたSWSの結果とほぼ同様の時刻に，呼吸波形からSWSが判定され，類似した出現パターンを確認できた．

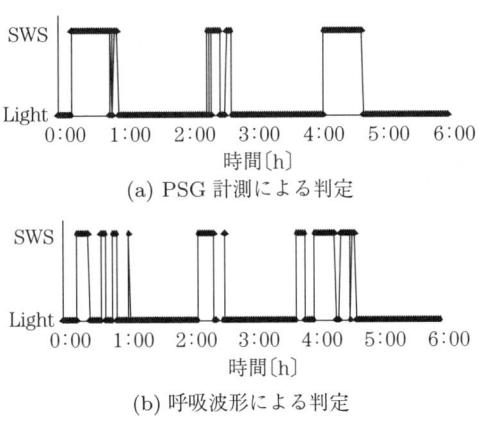

(a) PSG計測による判定

(b) 呼吸波形による判定

図7.5 SWS状態の推定

7.2 焦電型センサ，ドアスイッチなどを組み合わせた日常生活モニタリングシステム

日常の行動を計測するためには，1) 行動をモニタリング可能な小型のセンサシステムを被験者が携帯する，2) 被験者の行動範囲内に複数台設置したビデオカメラにより行動を記録する，3) 被験者の行動範囲内に設置したセンサシステムにより位置，行動の状態などを記録する，などの方法が考えられる。このうち 1) の携帯型センサについては 6 章に記した通りである。また 2) のカメラによる方法はプライバシーの侵害が大きな問題となる。本節では 3) の被験者の行動範囲内（居宅）にその所在を検知可能な焦電型センサ，出入り口ドア，冷蔵庫，電子レンジ，などに設置したドアスイッチなどからヒトの行動記録を実施し，行動を推定するシステムを開発した事例について解説する。

本実験では家の中での行動を検知するためのモーションディテクタとして，図 7.6 に示す焦電型センサを用いた。焦電型センサとは，人体の発する赤外線を検出するセンサである。この焦電型センサを寝室，居間，台所，廊下，洗面所に設置した。

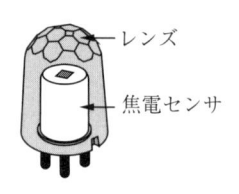

図 7.6 焦電型センサ 　　図 7.7 ドアスイッチ

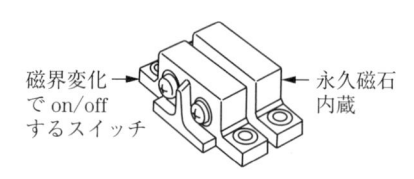

また，家庭生活の中で頻繁に利用する電子レンジ，冷蔵庫に着目し，電子レンジ，冷蔵庫上段，冷蔵庫下段のドアに図 7.7 に示すドアスイッチを設置した。このドアスイッチは内部に磁石を封入したスイッチで，金属等に接触することで on になる。このスイッチをドアの枠に取り付け，ドア側に金属板を取り付けることでドアの開閉を検出できる。

7.2 焦電型センサ，ドアスイッチなどを組み合わせた日常生活モニタリングシステム

モニタ実験にしようした居宅の間取りを図 7.8 に示し，データの収集に使用したシステムを図 7.9 に示す．これは，LAN によるデータ収集装置で，スイッチやセンサの on/off を LAN 経由で収集する装置である．この装置を用いることで各部屋に PC を設置せずともデータの収集が可能になる．

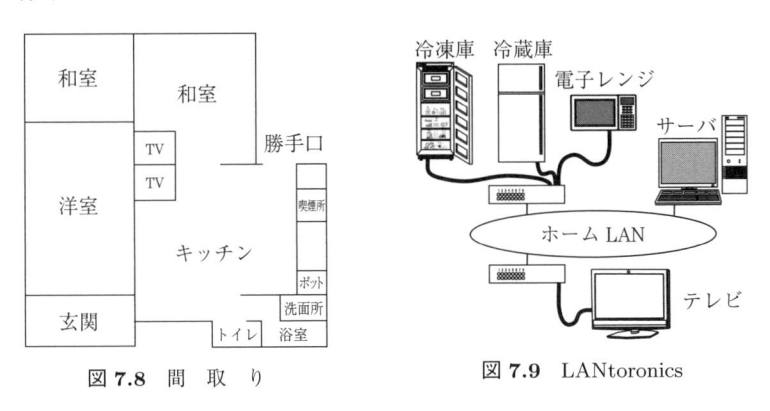

図 7.8　間取り

図 7.9　LANtoronics

これらの装置を用いてモニタしたデータの 1 例を表 7.4 に示す．なお，表では，計測間隔は 15 分とし，その間に 1 回でもセンサに反応があった場合に 1 を立てた．また，表 7.5 に示すように，電子レンジの使用時刻と冷蔵庫の使用時刻がほぼ一致することなども確認できた．しかし，このデータだけでは，被験者の行動は定かではない．そこで，図 7.10 に示すように，時刻ごとに所在位置を●印で表してみる．

さて，この図から，被験者が日中居間に所在していることがわかる．ただし居間に所在していることがわかるだけで，それ以上の情報は不明である．そこで，居室内での移動には最短距離を取ったと仮定し，その軌跡を描く．これを動線という．すると図 7.11 のように居室内を移動していることがわかる．

このように，これらの簡易なセンサ群から，対象日時における被験者の行動を推定することは可能である．しかしながら，それだけでは，得られる情報は多くない．次に，被験者が腰痛を訴えて活動量が低下したと申告した日のデータとそうでない日のデータを比較する．図 7.12 が腰痛を訴えた日の動線である．この図と図 7.11 に示した平常時の動線を比較して，明らかに違いがあるこ

表 7.4　被験者の午前中の行動

	和室	キッチン1	キッチン2	洗面所	トイレ	浴室	玄関	勝手口
6:00								
6:15								
6:30								
6:45								
7:00								
7:15		1			1			1
7:30	1	1			1			
7:45		1		1				
8:00	1							
8:15		1						
8:30		1						1
8:45			1					
9:00			1					
9:15					1			
9:30		1						1
9:45								
10:00								
10:15								
10:30			1					1
10:45		1						
11:00		1						
11:15		1						
11:30		1						1
11:45								
12:00		1	1					
12:15		1						
12:30		1						
12:45		1			1			1
13:00								
13:15								
13:30								
13:45		1	1		1			1
14:00		1						
14:15								1
14:30								1

表 7.5　電子レンジと冷蔵庫の使用状況

	冷蔵庫	冷凍庫	電子レンジ
7:00	1		
7:30	1		
8:00			
8:30			
9:00			
9:30			
10:00			
10:30			
11:00	1		1
11:30	1		
12:00			1
12:30			
13:00			
13:30			
14:00			
14:30			
15:00			
15:30	1		
16:00			
16:30			
17:00	1	1	1
17:30	1		1
18:00			
18:30			
19:00			

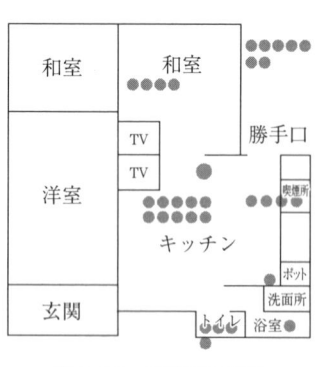

図 7.10　平常時の位置

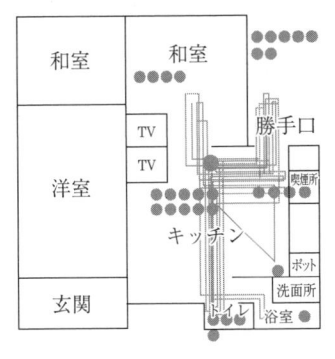

図 7.11 平常時の動線　　図 7.12 異常時の動線

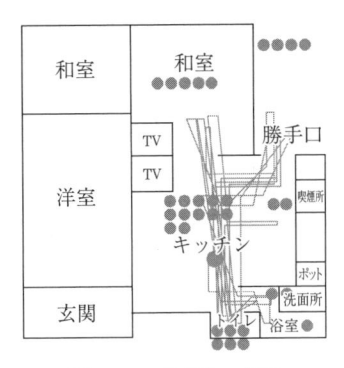

とが確認できる．この違いに対して例えば移動回数の積分値などにより定量的に評価することで，活動量の多寡（たか）を確認することができる．いい換えれば，長期間の活動を記録し，得られたデータの平均値を求めておくことで，この平均値からの当日の差を尺度として活動量を評価すれば，なんらかの以上を自動的あるいはオンラインによりネットワーク上で確認することが可能となる．

いずれにしても，データがまばらであること，外出時などのデータは獲得が困難であること，複数の人間が出入りすると大きな外乱になることなどから，疾患の初期症状を表すような非日常状態の検知が可能となれば，疾患の早期発見を目指す2次予防にもつながる．同時に健康状態を維持することが可能となれば一次予防の実現も可能となる．その結果医療費の低減が可能になるだけでなく，高齢者のQOL（quality of life，生活の質）向上にも有効であることが期待される．

7.3 筋電図を用いた日常生活における下肢筋活動量の評価身体活動計測

寝たきり高齢者を作る要因には，何らかの原因で筋力低下が発生し，それが身体活動性の低下を引き起こし，さらに筋力低下を誘発するという悪循環が1つ

の要因であると考えられる．最初の筋力低下は，例えば下肢の骨折などによって，ベッド上で安静を余儀なくされることなどが原因になる場合が考えられる．この場合でも骨折部位以外は運動可能であるので，できるだけ運動し筋力低下を防ぐことは，寝たきり老人を作らないという観点からも意義深いものである．

運動量の評価は循環器系からの評価として心拍数を用いる場合があるが，全身の評価であり，特定の筋を対象とした評価は困難である．また，簡易な方法として歩数計を用いる方法もあるが，動きはないが筋が活動しているような場合，例えば拮抗筋群の同時収縮による関節の固定などのような場合では，十分な評価はできない．ここでは，直接筋の活動だけを評価するため筋電図を用いて，日常生活における下肢筋筋活動量の評価について説明する．

筋電図は5章で説明したように，筋電図を整流し平滑した信号（ARV）は，等尺性収縮においては筋の発生張力ほぼ線形関係にある．日常生活における筋活動は等尺性収縮ばかりではない．厳密にいえば，ほとんどが等尺性収縮でないといえるだろう．しかし，等尺性収縮以外の条件においても，筋電図は筋の発生張力に依存して変化し，単調増加の関係を保っているので，筋電図の振幅が大きい場合筋の発生張力も大きいと考えられる．したがって，日常生活中の筋電図の積算値を用いる方法は，筋の活動量を表している尺度と考えられる．

日常生活中の筋活動量の評価という点から考えれば，筋電図の平均振幅（ARVやRMSなど）を積算すれば1日の活動量として評価することが可能である．しかし，活動量をトータルで評価するだけではなく，時間経過をおって評価することが必要な場合もある．この場合は，筋電図の原波形を長時間保存し，計測後に評価する方法をとる．しかし，筋電図の周波数特性を考えると，日常生活中の筋電図を保存するのは，多くのデータ領域が必要となる．これには次のような対応が考えられる．

(1) データ領域の大きなデータレコーダを利用する．
(2) 取り込んだ信号をリアルタイムで圧縮し保存する．
(3) 簡単な前処理をして情報量を減らして保存する．

7.3 筋電図を用いた日常生活における下肢筋活動量の評価身体活動計測

(1) に関しては信号の特徴を考慮する必要はないが，(2) と (3) では，取り込む信号の特徴を考慮した方法を導入する必要がある．以下では，筋活動量評価のための (3) の方法について説明する．筋電図を 512 Hz でサンプルし，絶対値処理した後，256 サンプルの合計を保存する．この手法は，ARV に対応する値を 1 秒間に 2 回保存することになる．この手法を，実際に膝を伸展する際に働く内側広筋に適応した例を図 7.13 に示す．図 (a) は，ある学生の休日に，4 時間半にわたって計測したものである．図中の A から H の行動内容は被験者の行動記録に基づくものである．また，図 (b) はホテルのウエイタとして勤務した際の結果である．

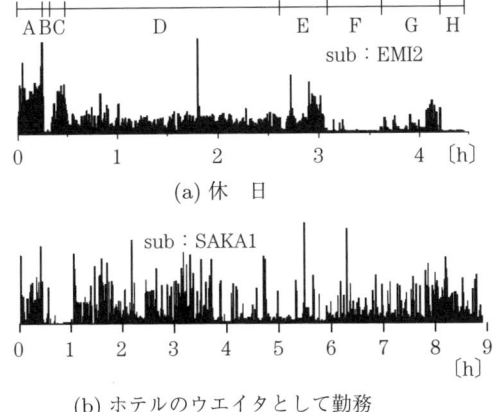

A：走る B：座る C：走る
D：立ち仕事 E：買い物 F：座って休憩
G：食事の準備 H：食事

(a) 休　日

(b) ホテルのウエイタとして勤務

図 7.13　日常生活における筋電図計測例

筋電図の振幅は，電極の接触状態や皮下脂肪など多くの要因の影響を受けるので，何らかの基準値を用いて正規化する必要がある．そこで平地歩行の際の筋電図を基準として，正規化を行う方法について説明する．すなわち，日常生活中に観測した筋電図の積算値を平地歩行時の 1 歩当たりの筋電図を基準として正規化し，筋電図で換算した歩数で日常生活における筋活動量を評価する考え方である．

基準筋電図を得るための手順は，次の通りである．被験者を椅子に 30 秒間座らせた後，起立させ 10 秒間立位を保たせた．その後被験者に自分の好みの歩行

速度で 20 歩歩行させ，10 秒間立ち止まらせる。この手順で得られた ARV を図 **7.14** に示す。この波形から歩行時の筋電図また切り出し積算し，歩数である 20 で除した値を 1 歩分の筋活動量とした。通常の歩数計を装着し計測結果を比較した。

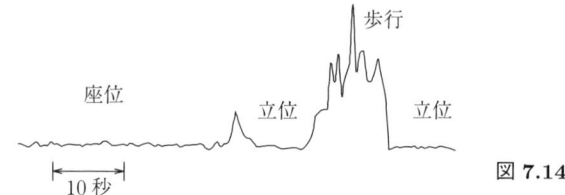

図 **7.14** 基準筋電図計測例

図 7.13 (a) に示した結果を，平地歩行時の筋電図を用いて歩数換算すると約 30 400 歩であった。歩数計を用いて計測した歩数は約 5 400 歩であった。歩数計は，日常生活における骨盤の垂直方向の移動を評価したものであるので，静的な状態，例えば図 (a) における D の部分で示すように立ち仕事では，垂直方向の運動が少ないと考えられるので，活動量は過小に評価される。一方，図 (b) については筋活動量から換算した歩数と歩数計による結果はともに約 20 000 歩であった。

そのほかの被験者からの結果もあわせて表 **7.6** に示す。被験者 ANN1 は，ドラムの練習など体幹部の運動が多かったので，歩数計による評価が過大となったと考えられる。また，被験者 SAKA2 のように両者の評価がほぼ一致している場合がある。これは，ウエイタという歩くことを中心とした仕事を行っているため一致したと考えられる。

表 **7.6** 筋活動量評価結果

被験者	歩数	筋活動量	主な活動内容
ANN1	6 695	3 435	ドラムの練習，ショッピング，下宿で食事の準備
EMI1	3 527	2 632	大学内，主として図書館で勉強
EMI2	5 400	30 436	ケーキ屋さんでのアルバイト
SAKA2	19 650	20 134	ホテルの結婚披露宴のウエイタ・アルバイト
TAMA1	3 597	6 574	大学で授業を受ける

以上のように，筋電図を用いた筋活動量の評価は，直接筋の活動を誘導しているので客観的な評価が可能である．したがって，活動量の評価として，歩数や心拍数による評価より有効であると考えられる．

7.4 身体活動計測

本節では，日常生活における**身体活動量**の計測方法について事例紹介を行う．ところで，歩行の定量的な計測に関する研究の研究は古く，一部はリハビリテーション現場など，臨床の現場でも用いられている．しかし，そのほとんどが3Dモーションキャプチャシステム，フォースプレート，筋電計などで構成された大掛かりな計測システムを必要としている．そのため，これらのシステムを一般人が自身の健康管理に使用することは難しい．さらに検査室のような特殊な環境下では，**白衣症候群**†のように，計測結果が日常生活中の動作とは異なることも考えられる．

そこで，われわれは，日常生活中の種々の運動を計測することができる**携帯型運動モニタ装置**を開発してきた．本装置はさまざまなセンサを組み込むことができる．装置構成の一例として加速度センサと**GPS受信器**を搭載した場合の構成，および外観を図**7.15**に示す[16]．本装置の大きさは $80L \times 48W \times 50H$ 〔mm〕，重さは80g（電池含まず）であり被験者の運動を阻害しないよう小型，軽量化に努めた．

本装置は被験者の**体重心**付近である腰背部に，ベルトや装置に取り付けられているベルトクリップで装着する．腰背部に装置を装着することで体重心付近の加速度変化をモニタリングすることができる．このように体重心付近の加速度（以下，**体重心加速度**という）を計測することで日常生活の身体活動をモニタリングすることができる．以下では，本装置の具体的な応用例をいくつか紹介する．

---

† 病院の検査室で白衣の医師，看護士のいる環境下で血圧計測を行うと，家庭で計るよりもほぼ必ず血圧が高く計測されることから，"白衣症候群"と呼ばれる．

186   7. 日常生活計測

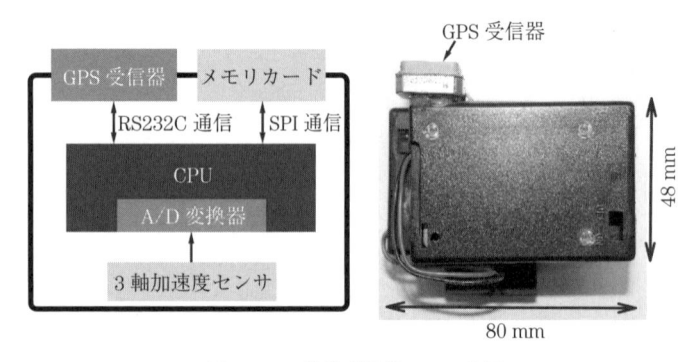

図 **7.15** 携帯型運動モニタ装置

7.4.1 ジョギング支援システムへの応用

　携帯型運動モニタ装置の応用例の一つとして，筆者らが開発した**ジョギング支援システム**[17)] を紹介する．本システムは健康管理やスポーツトレーニング支援を目的とし，日々のウォーキング，ジョギング，ランニング中の身体活動量や心拍数などを記録することができる．

　図 **7.16** にジョギング支援システムの概要を示す．本システムは大きく分けてジョギング中に携帯し，種々のデータを計測する携帯型運動モニタ装置とPC上で稼働するソフトウェアから構成される．

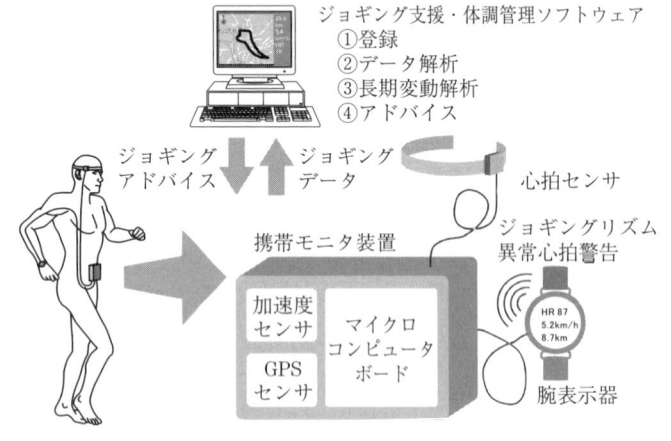

図 **7.16** ジョギング支援システムの概要

ジョギング時に携帯する携帯型運動モニタ装置は走行速度，走行距離，走行時間，走行経路計測のためにGPS（global positioning system）受信器，心拍計測のために**光電容量脈拍センサ**，歩調と**エネルギー消費**計測のために加速度センサを搭載している．さらに，ユーザがこれらの情報をリアルタイムに確認できるように表示器も装備している．

図 **7.17** に携帯型運動モニタ装置の外観と装着の様子を示す．図 (a) はハンディ表示器の拡大図である．図 (c) は携帯モニタ装置本体である．上部の黒い部分はGPSアンテナである．携帯型運動モニタ装置本体のサイズは約 $90\,\mathrm{L} \times 60\,\mathrm{W} \times 15\,\mathrm{H}\,[\mathrm{mm}]$，重さは 220 g である．

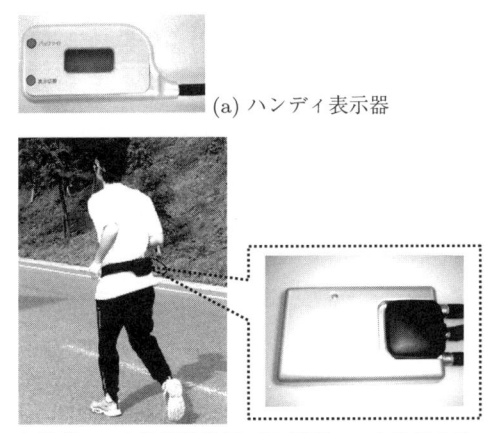

(a) ハンディ表示器

(b) 携帯モニタ装置装着図　(c) 携帯モニタ装置本体

図 **7.17**　携帯型運動モニタ装置の外観図および装着図

本システムでは携帯モニタ装置で計測されたジョギング中の心拍数，ピッチ，速度，エネルギー消費の変動をジョギング後に提示する．心拍数，ピッチ，速度は1分間の平均を，エネルギー消費は1分ごとに算出する．

スポーツ活動中のエネルギー消費量を求める場合，対象となる活動中の呼気ガスを分析する方法が一般的である[18]．しかしながら，ジョギング中に呼気ガスを連続的に採集することは容易ではない．そこで，できるだけ手軽にエネルギー消費量を求めるために，ヒトの動きを物理的な仕事としてとらえ，加速度

からエネルギー消費量を算出する方法[19]を採用している。

また，一般道路など，広い範囲を移動するジョギングの連続的な解析を行うためにGPSによる位置計測を行っている。GPSのサンプリングタイムは10秒であり，携帯モニタ装置に内蔵したGPSの緯度，経度情報は計測後にジョギング支援ソフトにより，地図上に重ね合わせることができる。使用したGPS受信器の精度は誤差10 m以内であるが，ユーザがどういった経路を走行したかを図**7.18**のように確認することができる。

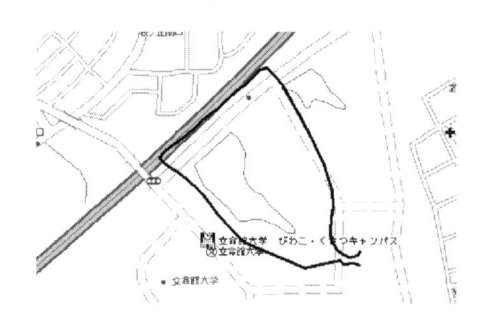

図 **7.18** ジョギング経路

支援ソフトウェアは「データ管理」として，長期間のジョギングデータを保存し，その傾向をグラフに表示する機能のほかに，データを数値として表示することもできる。また，蓄積されたデータとユーザの体力向上，体力維持，減量といったジョギング目的によってユーザにアドバイスを提示する機能も付加している。

本システムから得られた計測結果の一例として，1回分の計測結果を図**7.19**に，14日間の計測結果を図**7.20**に示す。図7.19はジョギング開始から終了までの各データを1分間ごとに出力した。心拍数，ピッチ，速度は各1分間の平均値とし，エネルギー消費については1分間に消費したエネルギーを示している。ピッチと速度に関して，両波形ともジョギング開始から上昇を始め，終了前から下降し，実験後の被験者の自己申告とも一致する傾向がみられた。また，心拍数とエネルギー消費についても，ピッチと速度に追従するような結果を得た。

14日分の長期ジョギング計測結果（図7.20）の縦軸の第1主軸はジョギン

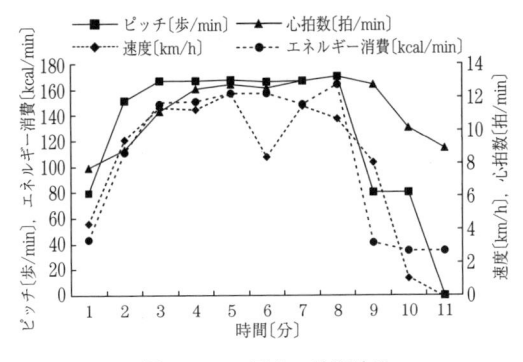

図 **7.19** 1回分の計測結果

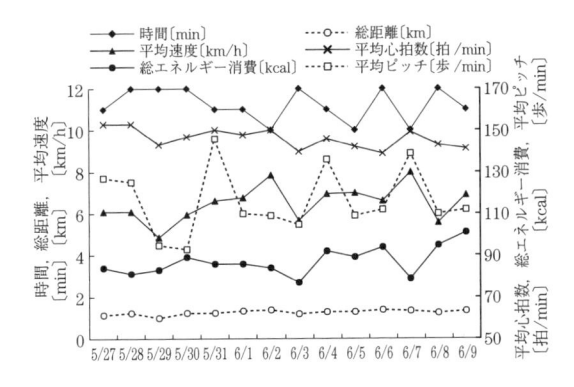

図 **7.20** 14日間の計測結果

グ距離〔km〕，時間〔min〕，平均速度〔km/h〕を示し，第2軸は平均ピッチ〔歩/min〕，平均心拍数〔拍/min〕，総エネルギー消費〔kcal〕である．ジョギング距離はその日のジョギングを行った総距離で，総エネルギー消費はその日のジョギングで消費したエネルギーである．また，平均ピッチ，平均速度，平均心拍数は1回のジョギングにおけるピッチ，速度，心拍数の平均値である．被験者には，1日1回必ずジョギングをしてもらう以外は課題を課していないため，1日のジョギング距離は一定しているものの，その他のデータは変動が比較的大きかった．

　本ジョギング支援システムは，長期にわたりデータを蓄積し，ジョギングの成果を客観化されたデータとして分析することができる．また，運動強度や毎日の身体のコンディションや疲労の程度を心拍数やエネルギー消費などを数値

として客観的に把握でき，危急な事態への移行する恐れのある症状や徴候を生じさせることなく運動を管理，計画を行うスポーツ・リハビリテーションにおいても有効であると考えている。

さらに，本システムは，選手のトレーニングの管理としての応用も行うことができ[20]，一般のジョギング支援だけではなく，選手のトレーニング設計やその効果を客観的に提示するトレーニング支援システムへ応用することもできる。

7.4.2 加速度データを用いた歩行中の体重心軌跡の算出方法

本章の最後として，加速度から軌跡を求める方法を紹介する。対象は歩行中の体重心の移動軌跡である。

ところで，加速度センサは加速度を出力する。加速度を積分すれば，速度，さらにもう一度積分すれば位置あるいは変位が得られるはずである。しかし実際，加速度センサから得られた加速度を単純に積分するだけでは，速度や位置を得ることはできない。実際の加速度センサの出力にはオフセットが含まれている。さらに，加速度変化の直流成分から感知する加速度センサの場合，重力加速度も検知する。そのため，センサ自体のノイズに加え，取り付け時の装置の傾きや，体幹の傾きが低周波成分として検出される。そのため，単純に積分操作を行うだけでは，結果は発散する。しかし，歩行中の周期的な体重心移動軌跡については以下の方法で再現することができる[21]。

まず，センサ自体のオフセットや重力加速度，体幹の傾きによる低周波成分を除去するために，1次の**FIRフィルタ**を用いて低周波成分をカットする。カットオフ周波数であるが，経験上ストライド周期よりも長い周期の加速度変化は，主に体幹の傾きによるものであることがわかっているため，ステップ周期の2倍とした。ステップ周期の算出に際しては，上下方向加速度の**自己相関関数**の第1ピークまでの区間から推定した。

上記の低周波成分を除いた加速度を**数値積分**することにより速度が得られる。ただし，加速度信号を単純に数値積分すると，ドリフトや積分誤差の累積により結果は発散する。そこで1次回帰による補正を行った。具体的には，加速度

データの単純数値積分データに対して1次回帰式を求め，単純数値積分データから，この1次回帰式に従った速度の直線増加分を引き算した。こうして得られた速度は，ちょうどトレッドミル上を歩行した場合に観測される体重心の速度と同様な速度となり，ここではこれを**相対速度**と呼ぶ。

次に，加速度の2階積分により，変位を求める。ここでは，相対速度の算出の場合と同様，加速度成分が2乗で影響を及ぼすので，2次回帰補正を行った。具体的には，相対速度データの単純数値積分データに対して2次回帰式を求め，単純数値積分データから，この2次回帰式に従った変位の2次曲線増加分を引き算した。こうして求められた変位も，相対速度と同様にトレッドミル上を歩行しているときに観測できる体重心の移動軌跡となる。これをここでは**相対変位**と呼ぶ。

図 **7.21** (a)～図 (c) に，健常成人男性が整地を歩行したときの加速度，なら

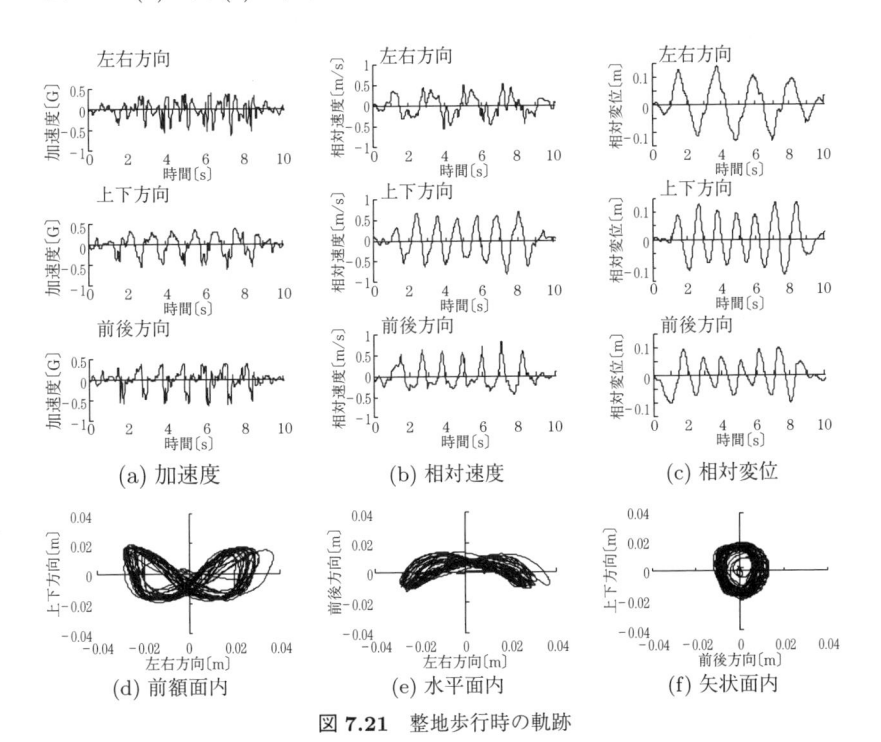

(a) 加速度　　(b) 相対速度　　(c) 相対変位

(d) 前額面内　　(e) 水平面内　　(f) 矢状面内

図 **7.21** 整地歩行時の軌跡

びに上記の計算方法によって求めた相対速度と相対変位を示す．また，図 (d) 〜図 (f) に同データを前額面内，水平面内，矢状面内の相対変位として求めた体重心の移動軌跡を示す．

章 末 問 題

【1】 図 7.22 に PSG 計測の結果から 30 秒切り出した図を示す．この 30 秒間における PSG の特徴を述べ，睡眠深度を答えよ．

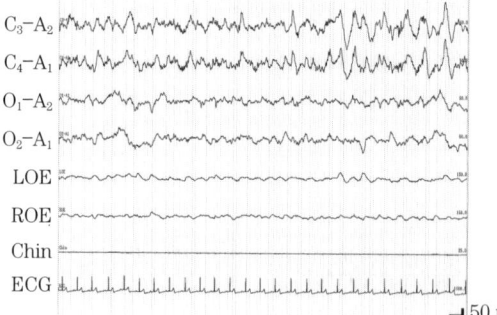

図 7.22 章末問題【1】の図

【2】 PSG 計測において，睡眠深度 2 を判定する場合，どのような情報が必要か，またその情報からどのように睡眠深度を判定するか説明せよ．

【3】 ある被験者居宅のトイレに取り付けたセンサの反応回数が下記の通りに分布した．このとき，以下の問に答えよ．

日付	4/1	4/2	4/3	4/4	4/5	4/6	4/7	4/8	4/9	4/10	4/11	4/12	4/13	4/14
回数	6	6	7	5	4	1	5	7	6	12	7	5	8	6

1) この分布から異常であったと考えられる日が存在するか？
2) 被験者の聞き取りから特に健康状態に異常があったと思われる日がなかったとの回答を得た．それにもかかわらず異常な数値が獲得された原因は何と考えられるか？
3) 2) で考えられる原因に対して考えられる対処法は何が考えられるか？

【4】携帯型運動モニタ装置には加速度センサ以外にも，さまざまなセンサを搭載することで，日常生活中のさまざまなデータを得ることができる．携帯型運動モニタ装置に搭載し，日常生活計測を行うことができそうなセンサについて調べよ．

【5】7.4.1項のジョギング支援システムでは，ジョギング中の走行速度，走行距離，走行時間，走行経路，心拍数，歩調，エネルギー消費量を計測している．それぞれどのようなセンサから得られたデータをもとに算出されているのか説明せよ．

8 おわりに

　本書の最初に記したが，多くの産業で生体計測の重要性が認識されつつある。その第1は健康・医療・福祉分野への進出を狙った動きであり，特に健康分野に進出したい企業は多い。第2は，人に優しい製品つくりに活かしたいとの動きであり，他製品との差別化を図るため生体計測技術を使いたい企業も非常に多い。そして第3は，ヒトと機械の新しいインタフェースとして，生体計測技術を活かしたいとの動きであり，TVゲームなどの玩具産業では，すでに製品化されたものもある。

　では，今後，生体計測はどのような方向に向かうのであろうか。その行き先を知るためには，近未来の医療技術を眺めればよいであろう。図8.1は筆者が考えている近未来の医療の姿である。多くの成書には，遺伝子工学，再生工学を駆使した医療の未来が描かれているが，図では，そのような超先端医療技術は右上の病院の中に押し込めることとした。このような最先端医療技術は，当面，日常計測に役立ちそうにない。マイクロマシン技術，ナノマシン技術の著しい向上は，病院内部の医療技術の高度化にも役立とうが，ここで，注目したいのは，病院の既存技術の小型・軽量・インテリジェント化への寄与である。近い将来，既存の病院内での診断・治療技術は，片端から軽薄短小化され，図の下に示すように，病院の手術室，集中治療室がそのまま運べる時代がそんなに遠くない時期に実用化されるであろうし，X線CT，MRIが組み込まれた専用のベッドもあってよいであろう。

　したがって，現時の病院内で行われている診断技術が日常計測となる，というのが生体計測技術，特に日常計測技術の方向性である。

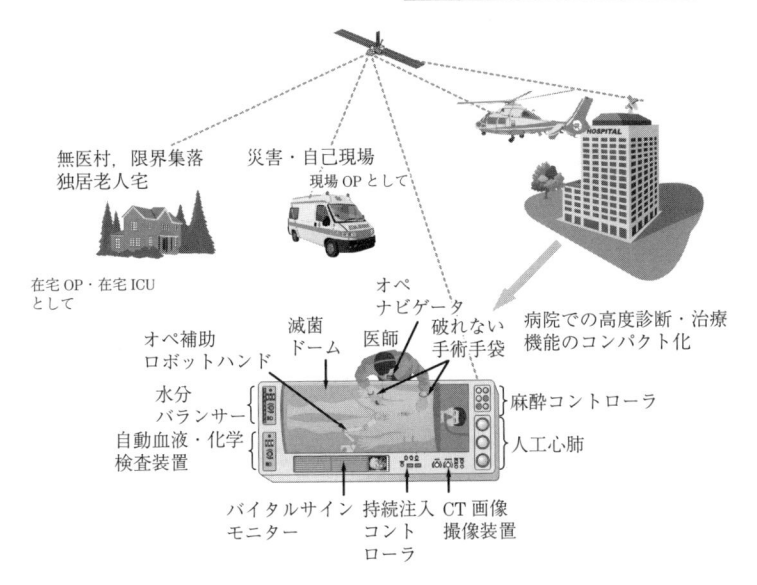

図 8.1　医療技術の近未来の姿

　以上で，本書を閉じるが，生体計測技術，特に日常計測技術には大きなニーズと期待があることは間違いない。本書が，新しいヒトの日常計測技術の向上に少しでも役立てばと願っている。

付　　　録

A.1　JIS C 0617 電気用図記号（1997）

分類		名称	略号の例示	旧記号，注意点など
受動素子	抵抗	固定抵抗		
		可変抵抗		
		サーミスタ		
	コンデンサ	一般		
		電解コンデンサ（有極コンデンサ）		
		圧電結晶（水晶振動子など）		
	コイル	インダクタ（右は磁心入り）		
		変圧器		
半導体（つづく）	ダイオード	一般		
		ツェナーダイオード		
		LED		
		フォトダイオード		
		整流器（ブリッジ接続）		
	トランジスタ	NPN形		
		PNP形		

A.1 JIS C 0617 電気用図記号 (1997)

分類		名称	略号の例示	旧記号, 注意点など
半導体 (つづき)	FET	Nチャンネル		ゲートGとソースSは一直線上
		Pチャンネル		
		太陽電池		
		CdS光導電セル		
		フォトトランジスタ		
		フォトカプラ		
電源		電池		2本の線の太さを揃えること
		定電圧源		直流:　, 交流:
		定電流源		
	アース	シグナル・グラウンド 共通グラウンド		正三角形のこと
		フレーム・グラウンド		
		大地アース		
		保護接地		
機構部品 (つづく)	電線	単線		
		複線(3本)		
		接続, 交差		交差として　も使う
		端子		
	スイッチ	一般		
		中間オフ位置付き		
		押しボタンスイッチ		
	ACプラグ	2極		
		3極		
		ヒューズ		
		ランプ		
		スピーカー		

分類		名称	略号の例示	旧記号,注意点など
機構部品 (つづき)		アンテナ	Y	Y
	モータ	一般	(M), (M)	(FM)
		ステッピングモータ (パルスモータ)	(M)	(EEV)
その他		電圧計	(V)	(V), (V)
		電流計	(A)	(A), (A)
		直流電源	===	
		交流電源	∿, ∿60Hz	

A.2 医用機器,設備の表示記号

名称	図記号	名称	図記号	名称	図記号
電源入(ON)	|	接地	⏚	防滴形機器	IPX 1
電源切(OFF)	○	等電位化	▽	防沫形機器	IPX 4
始動	◇	アンテナ	Y	防浸形機器	IPX 7
停止	▽	保護接地	⏚	AP類機器	(AP)
交流	∿	追加保護接地	⏚⏚	APG類機器	(APG)
三相交流	3∿	バッテリチェック	▭	高電圧	⚡
中性線の接続点	N	クラスⅡ機器	▫	注意,附属文書参照	⚠
中性線をもつ三相交流	3N∿	B形装着部	🧍	注意,追加保護接地必要	⚠
直流	===	BF形装着部	🧍	電離放射線	☢
交直両用	∿	CF形装着部	♥	非電離放射線	((•))

引用・参考文献

1) 山越憲一, 戸川達男：生体用センサと計測装置, コロナ社 (2000)
2) 小野哲章他編：臨床工学技士標準テキスト (第 1 版), 金原出版 (2002)
3) 大須賀美恵子, 寺下裕美, 下野大海：心臓血管系モデルを用いた自律神経指標の解釈, BME, **11**, 1, pp.75–85 (1997)
4) Lawrence JH et al: Myoelectric signal versus force relationship in different human muscles, J Appl Physiol, 54, pp.1653–1659 (1983)
5) Orizio C: Muscle sound: bases for the introduction of a mechanomyographic signal in muscle studies, Crit Rev Biomed, Eng 21, pp.201–243 (1993)
6) 山本辰馬, 山本尚武, 岡 久雄：生体インピーダンス計測とその応用, システムと制御, **32**, 8, pp.455–462 (1988)
7) 森本正治, 土屋和夫：ひずみゲージを応用した 1 軸型フレキシブル関節角度計, 医用電子と生体工学, **26**, 3, pp.152–157 (1988)
8) 井上昌次郎, 山本郁男編：睡眠のメカニズム, 朝倉書店 (1997)
9) 牧川方昭：信号処理論, コロナ社 (2008)
10) 日本睡眠学会：臨床睡眠検査マニュアル, 共立出版 (2006)
11) A. Rechtschaffen, A. Kales: A Manual of Standardized Terminology, Techniques and Scoring System for Sleep Stage of Human Subjects, Public Health Service U.S. Government Printing Office, Washington, D.C. (1968)
12) 奥平進之：睡眠と自律神経機能, 睡眠学ハンドブック, 日本睡眠学会, 朝倉書店, pp.42–47 (1998)
13) Takashi Watanabe, Kajiro Watanabe: Noncontact nethod for sleep stage estimation, IEEE Transaction on Biommedical Engneering, **51**, 10, pp.1735–1748 (2004)
14) 岡田志麻, 藤原義久 他：呼吸波形を用いた徐波睡眠期の推定, 感性工学研究論文集, **7**, 1, pp.85–92 (2007)
15) 藤原義久, 黒田征平 他：カオス解析による心拍変動からの睡眠段階の推定, 生体医工学, **41**, 4, pp.328–334 (2003)
16) N. Shiozawa, Y. Sakaue, T. Isaka and M. Makikawa: Development of

Portable Monitoring Device with an Accelerometer and GPS Receiver for Health Management, Proc. of World Congress 2009 on Medical Physics and Biomedical Engineering, CD-ROM (2009)

17) 西山建人, 伊坂忠夫, 塩澤成弘, 牧川方昭：ウォーキング・ジョギング支援システムの開発, 体育の科学, **55**, 2, pp.161–169 (2005)

18) F. Katch, et al: Nutrition, Weight control, and Exercise., Lea and Febiger Philadelphia, pp.97–106 (1988)

19) M. Makikawa, et al: Portable Jogging Monitor Device and its Application for Health Management, Proc. IEEE EMBS APBME2003, CD-ROM (2003)

20) 伊坂忠夫, 西山建人, 塩澤成弘, 上英俊, 杉本昇三, 牧川方昭：長距離選手のトレーニングにおける携帯型運動モニタリングシステムの有用性, トレーニング科学, **18**, 1, pp.23–29 (2006)

21) 牧川方昭, 塩澤成弘：健康トレーニングとテクノロジー, トレーニング科学, **18**, 2, pp.91–97 (2006)

章末問題解答

1章
【1】解答は省略する。詳しくは文献1) を調べるとよい。
【2】解答は省略する。

2章
【1】解答は省略する。詳しくは文献2) を調べるとよい。
【2】解答は省略する。詳しくは文献2) を調べるとよい。
【3】心室細動の際に機器が自動的に解析を行い，必要に応じて電気的なショック（除細動）を与え，心臓の働きを戻すことを試みる医療機器。
【4】図 2.8 において，回路 A に雑音が発生すると，グラウンドに流れる雑音性の電流によって回路 B のグラウンドがゆらぐ。そのため，回路 A の雑音が共通インピーダンスの存在によって，回路 B に混入することになる。このような事態を避けるには，解図 2.1 に示すように，各回路のグラウンドを別のグラウンド線によって接地センタに接続すればよい。いわゆる 1 点アースである。

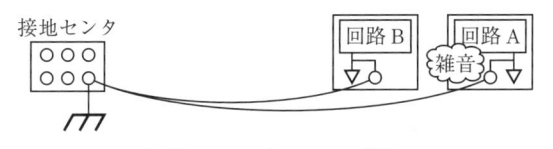

解図 2.1　1 点アースの効果

3章
【1】電気抵抗は，抵抗値が一定の"固定抵抗器"（fixed resistor）と，抵抗値が変更できる"可変抵抗器"（variable resistor）に分類される。可変抵抗器はさらに，音量調節など，頻繁に抵抗値を変えることを想定した"ボリューム"，基板上で回路定数を調整するために使用する"半固定抵抗器"などがある。また，特殊なものとしては，回転運動を計測するための"ポテンショメータ"（potentiometer），抵抗値の温度特性を活かした温度計測用のサーミスタ（thermistor）などがある。

材質としては，一般的に使用される金属皮膜抵抗，カーボン抵抗のほか，大電力用のセメント抵抗などが生体計測に使用される。形状に関して，可変抵抗器の形状，大きさはさまざまである。固定抵抗器の形状は，**解図 3.1** に示すように，本体の両端からリード線を出したアキシャルタイプ，複数の固定抵抗器が一体としてモールドされているラダー抵抗，表面実装基板技術の進歩に伴って登場した"チップ抵抗"と呼ばれる小型の直方体形状の固定抵抗器も研究室レベルで使用されるようになってきた。

抵抗値の読み方について，解図 (a) のアキシャルタイプの場合，抵抗値と精度がカラーコードとして表面に印刷されている。抵抗値に関しては，抵抗値の有効数字 3 桁（注）カーボン抵抗の場合は有効数字 2 桁で，カラーコードが 1 本少ない）と乗数，その精度の順に読む。図 (c) にカラーコードの意味を示す。例えば，カラーコードが（黄，紫，黒，赤，茶）の場合，有効数字は（黄，紫，黒）＝（470），乗数は 10^2，精度は ±1% となり，この抵抗が精度 1% の 47 kΩ であることがわかる。

次に，解図 (b) にチップ抵抗の表面に印刷された数値の読み方を示し，アルファベットを使った数字の与え方を**解表 3.1** に示す。なお，特殊な表示として，"1R0"は 1 Ω であること記す。

ところで，解表 3.1 の数値の与え方には違和感を与える読者がいるであろう。表は E24 系列と呼ばれる数値の与え方であり，$\left(\sqrt[24]{10}\right)^n$ で計算している。ほかに E6 系列，E12 系列，E96 系列がある。したがって，例えば 5.0 kΩ の抵抗が欲しくても手に入らないことに注意して欲しい。

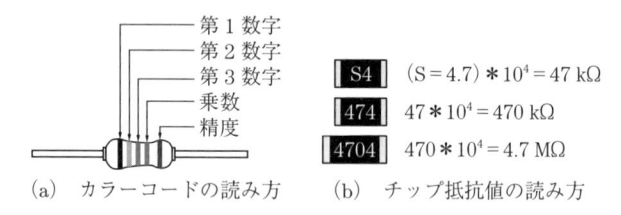

S4 (S = 4.7) ∗ 10^4 = 47 kΩ

474 $47 * 10^4 = 470$ kΩ

4704 $470 * 10^4 = 4.7$ MΩ

(a) カラーコードの読み方   (b) チップ抵抗値の読み方

色	銀	金	黒	茶	赤	橙	黄	緑	青	紫	灰	白
数値	—	—	0	1	2	3	4	5	6	7	8	9
乗数	10^{-2}	10^{-1}	10^0	10^1	10^2	10^3	10^4	10^5	10^6	—	—	—
精度 (%)	±10%	±5%	±20%	±1%	±2%	—	—	—	—	—	—	—

(c) カラーコードの意味

解図 3.1 固定抵抗器のカラーコード

解表 3.1 アルファベットを使った有効数字の与え方

記号	数値	記号	数値	記号	数値	記号	数値
A	1.0	G	1.8	N	3.3	U	5.6
B	1.1	H	2.0	P	3.6	V	6.2
C	1.2	J	2.2	Q	3.9	W	6.8
D	1.3	K	2.4	R	4.3	X	7.5
E	1.5	L	2.7	S	4.7	Y	8.2
F	1.6	M	3.0	T	5.1	Z	9.1

【2】まず 2 つの抵抗の直列接続の場合を考えるため,解図 3.2 (a) 左に示すように,電圧 V_0 の電池を接続する.このとき,キルヒホッフの電流則より,2 つの抵抗 R_1, R_2 には同じ電流 i が流れる.この回路においてキルヒホッフの電圧則を適用すると

$$V_0 - i(R_1 + R_2) = 0$$

を得る.一方,解図 (a) 右に示すように,2 つの抵抗の合成抵抗 R_S に同じ電圧の電池を接続した場合,この合成抵抗 R_S には同じ電流 i が流れるであろう.すでに示したように,この回路では

$$V_0 - iR_S = 0$$

が成立する.したがってこの 2 つの式を比較して

$$R_S = R_1 + R_2$$

を得る.

次に同様に 2 つの抵抗の並列結合の場合を考える.解図 (b) において,キルヒホッフの電流則より

$$i = i_1 + i_2$$

が成立する.また,電池 V → 抵抗 R_1, R_2 → 電池 V のループにキルヒホッフの電圧則を適用すると

$$V_0 - i_1 R_1 = 0$$
$$V_0 - i_2 R_2 = 0$$

を得る。これらの式から i_1, i_2 を削除して

$$i = \frac{V_0}{R_1} + \frac{V_0}{R_2}$$

を得る。一方，解図 (b) 右の合成抵抗の回路において

$$V_0 - iR_P = 0$$

であるので，i を消去して

$$\frac{V_0}{R_P} = \frac{V_0}{R_1} + \frac{V_0}{R_2}$$

より

$$\frac{1}{R_P} = \frac{1}{R_1} + \frac{1}{R_2}$$

を得る。

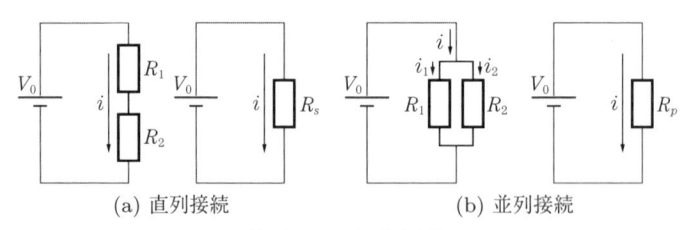

(a) 直列接続　　　　　(b) 並列接続

解図 **3.2**　合 成 抵 抗

【3】 図 3.39 の回路の一番右の回路部分だけを抜き描いたものを**解図 3.3** に示す。図 (a) に示されるように，$I_0 = i_0$ であり，$I_1 = i_0 + i_1$ である。ところで，図 (b) に示すように，2 つの抵抗 R の合成抵抗は $2R$ であるので，$i_1 = i_0$ の関係がある。したがって $I_1 = 2i_0$ となる。また，図 (c) に示すように，この合成抵抗 $2R$ と電流 i_1 が流れる抵抗 $2R$ の 2 つの並列抵抗を合成すると，抵抗 R になり，**解図 3.4** 上段に示すように，また，右端に同様な回路が出現する。さらに，解図に示すように，同様の操作を繰り返すことによって，次式に示すように，$i_1 \sim i_8$ の電流を i_0 で表すことができる。

$$i_k = 2^{k-1} i_0$$

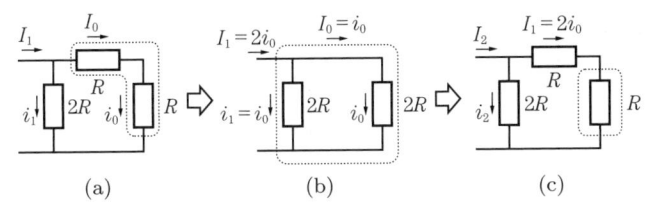

解図 3.3　図 3.39 の回路の一部

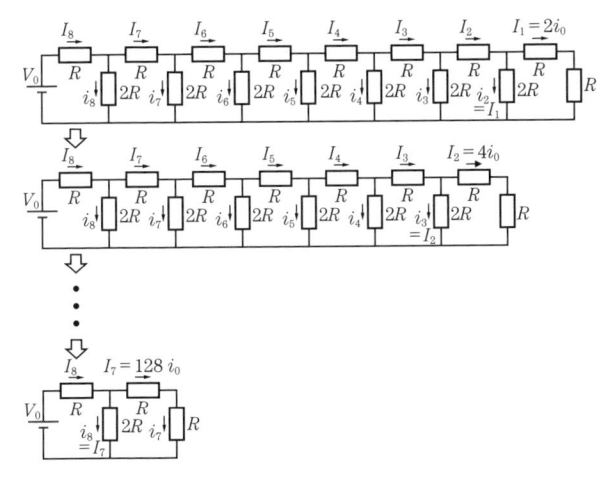

解図 3.4　R-2R ラダー抵抗の解法

【4】 証明すべき内容は，未知の回路の 2 点間の開放電圧が V_0 で，未知の回路内のすべての電源がショートした場合の 2 点を見込む抵抗が R_0 であったとき，この 2 点の間に抵抗 R_1 をつなぐと，この抵抗を流れる電流 I_1 は，$I_1 = V_0/(R_0 + R_1)$ で与えられることである。この証明のため，解図 **3.5** (a) に示すように，開放電圧に等しい電圧を有する電池を向かい合わせにして，抵抗 R_1 に直列に接続する。電池を向かい合わせにしているため，電池 2 つの追加によっても電流 I_1 は変化しない。この回路を，重ね合わせの理を用いて，解図 (a) の回路を解図 (b)，解図 (c) の 2 つの回路に分解する。この 2 つの回路のうち，解図 (b) は開放電圧と同じ電圧が外部から加わっているため，抵抗 R_1 を流れる電流は 0 となる。したがって，解図 (a) の回路の電流 I_1 は，解図 (c) の回路の電流に等しい。解図 (c) の回路を流れる電流 I_1 は $I_1 = V_0/(R_0 + R_1)$ で計算できるので，鳳–テブナンの法則は成立することが示された。

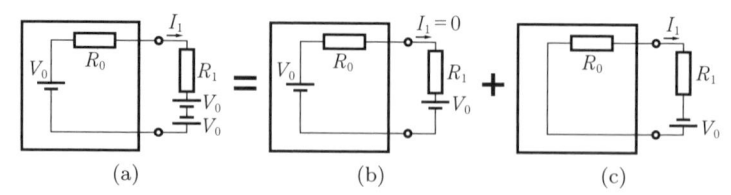

解図 3.5 鳳–テブナンの法則の証明のための
重ね合わせの理を用いた回路の分解

【5】 解図 3.6 に，図 3.40 の回路への鳳–テブナン法則の適用を示す。解図 (a) は抵抗 R_5 を外した場合で，点 AB 間に現れる開放電圧を V_x とする。解図 (b) は電源 V_0 を外して短絡した場合で，点 AB 間を見込む合成抵抗を R_x とする。すると，開放電圧 V_x は 3.1.3 項で計算したように

$$V_x = \frac{R_2 R_3 - R_1 R_4}{(R_1 + R_3)(R_2 + R_4)} V_0$$

である。合成抵抗 R_x は解図 (b) を解図 (c) に書き直して計算すると

$$R_x = \frac{R_1 R_3}{R_1 + R_3} + \frac{R_2 R_4}{R_2 + R_4}$$

である。したがって，抵抗 R_5 を通る電流 i_5 は

$$i_5 = \frac{V_x}{R_x + R_5} = \frac{\dfrac{R_2 R_3 - R_1 R_4}{(R_1 + R_3)(R_2 + R_4)} V_0}{\dfrac{R_1 R_3}{R_1 + R_3} + \dfrac{R_2 R_4}{R_2 + R_4} + R_5}$$
$$= \frac{R_2 R_3 - R_1 R_4}{R_1 R_3 (R_2 + R_4) + R_2 R_4 (R_1 + R_3) + R_5 (R_1 + R_3)(R_2 + R_4)} V_0$$

となる。

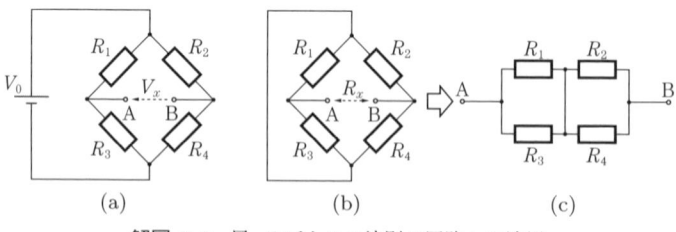

解図 3.6 鳳–テブナンの法則の回路への適用

【6】 コンデンサは大きく，いわゆる"コンデンサ"，極性を有する"電解コンデンサ" (electrolytic capacitor)，容量が可変の"可変コンデンサ" (variable capacitor) に分類される。このうち，電解コンデンサは静電容量を大きくするために開発されたもので，アルミ電解コンデンサとタンタル電解コンデンサの2つが一般的に使用されている。電解コンデンサは極性があり，電圧を間違えると正常な動作は期待できない。しかし，タンタル電解コンデンサは極性を反転させて直列接続することで，無極性化が可能である。携帯型の計測装置の場合，コンデンサも小型のものが必要となるが，電解コンデンサは小型の割に大きな容量値が見込めるので，この無極性化は重宝である。さらに極端に大きな静電容量が必要な場合は電気二重層コンデンサが実用化されている。

コンデンサには誘電体の種類などによって多様な種類，形状，容量値がある。**解図 3.7** に各コンデンサのおおよその容量値を示した。また，図には示さなかったが，数 100 F にも及ぶ，大容量の静電容量を有する電気二重層コンデンサも市販されるようになった。

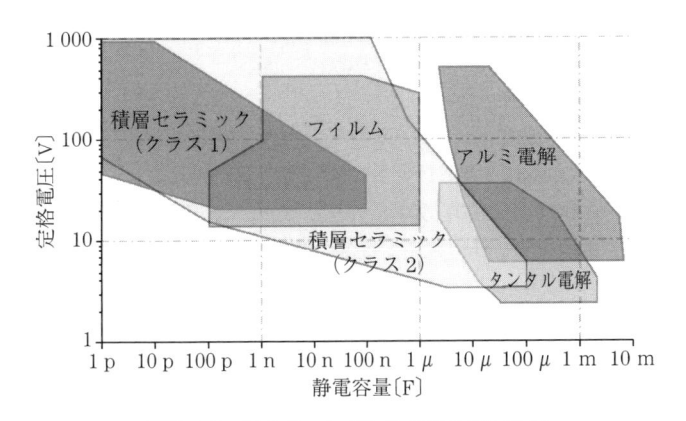

解図 3.7　種々のコンデンサの容量値と耐圧

抵抗同様，表面実装技術の進歩に伴って，コンデンサもチップ型が登場している。外見がチップ抵抗と類似しているので，使用する際には注意が必要である。**解図 3.8** (a) に汎用のコンデンサ，解図 (b) にチップコンデンサの数値の読み方を示した。このうち，解図 (a) の耐圧標記に記されたアルファベットの意味については成書を参考にして欲しい。**解表 3.2** には許容値に関する記号の意味を示した。

|1H 333K| 1H（耐圧）：$5.00*10^1 = 50$ V
333（容量値）：$33*10^3 = 33000$ pF |331| $33*10^1 = 330$ pF
K（容量値）：±10％

(a) 汎用のコンデンサ　　　　(b) チップコンデンサの
　　　　　　　　　　　　　　　　数値の読み方

解図 3.8　コンデンサ

解表 3.2　コンデンサにおけるアルファベットを
用いた精度の表し方

記号	コンデンサの許容値
C	±0.25 pF
D	±0.5 pF
E	±2 pF
F	±1 pF
J	±5％
K	±10％
M	±20％
P	+100％, −0％
Z	+80％, −20％

【7】 図 3.22 の直列の場合，コンデンサ C_1，C_2 の両端にかかる電圧差を各々 v_1，v_2 とすると，流れる電流はともに同じ電流 i が流れる。一方，合成コンデンサ C の両端にかかる電圧差は $v_1 + v_2$，流れる電流は同じ電流 i になる。したがって，各コンデンサの電圧と電流の関係は次式のように与えられる。

$$\text{コンデンサ } C_1 \text{ について}: i = C_1 \frac{dv_1}{dt}$$

$$\text{コンデンサ } C_2 \text{ について}: i = C_2 \frac{dv_2}{dt}$$

$$\text{合成コンデンサ } C \text{ について}: i = C \frac{d}{dt}(v_1 + v_2)$$

以上の 3 つの式から v_1, v_2, i を消去して，$1/C = 1/C_1 + 1/C_2$ を得る。

同様に，図 3.22 (b) の並列の場合，次式が成立する。

$$\text{コンデンサ } C_1 \text{ について}: i_1 = C_1 \frac{dv}{dt}$$

$$\text{コンデンサ } C_2 \text{ について}: i_2 = C_2 \frac{dv}{dt}$$

$$\text{合成コンデンサ } C \text{ について}: i = C \frac{dv}{dt}$$

以上の 3 つの式から i_1, i_2, v を消去して，$C = C_1 + C_2$ を得る。

【8】 まず，式 (3.34) において，$i(t)$ を消去して

$$\frac{de(t)}{dt} = \frac{V_0 - e(t)}{CR}$$

を得る。この微分方程式は変数分離型と呼ばれる $e(t)$ に関する 1 階の常微分方程式であるので

$$\frac{de(t)}{V_0 - e(t)} = \frac{dt}{CR}$$

より，両辺を $\int \frac{1}{V_0 - e} de = \int \frac{1}{CR} dt$ のように積分して

$$-\ln(V_0 - e) = \frac{t}{CR} + K_0 \quad (K_0 \text{ は積分定数})$$

を得る。したがって，$e(t)$ は次式のようになる。

$$e(t) = V_0 - K_1 \exp\left(-\frac{t}{CR}\right)$$

ここで，$e(0) = 0$ の初期条件を考慮して，$K_1 = V_0$ となるので

$$e(t) = V_0 \left\{ 1 - \exp\left(-\frac{t}{CR}\right) \right\}$$

となる。一方電流 $i(t)$ は $i(t) = \dfrac{V_0 - e(t)}{R}$ より

$$i(t) = \frac{V_0}{R} \exp\left(-\frac{t}{CR}\right)$$

となる。

【9】 コイルには，ただ電線をコイル状にした "空芯コイル" (air core coil)，変圧器 (voltage converter または transformer) のように，鉄心，フェライトなどのコアに電線を巻いた "コアコイル" (ferromagnetic core coil)，トロイダルコアと呼ばれるドーナツ形の強磁性体に電線を巻いた "トロイダルコイル" (toroidal core coil) がある。したがって，形状はさまざまであり，一見アキシャル型の抵抗に見まがうものもある。また，抵抗やコンデンサ同様，チップ型コイルも市販されている。

チップ型のコイルの数値の読み方は，例えば「100」は $10 \times 100 = 10\,\mu\text{H}$ というように，μH を基準として数値を読む．特殊な標記としては，1R0 ⇒ $1\,\mu\text{H}$，R10 ⇒ $0.1\,\mu\text{H}$，10N ⇒ $10\,\text{nH}$，1N0 ⇒ $1\,\text{nH}$ がある．許容値については，アルファベットとの対応表を**解表 3.3** に示す．

解表 3.3 コイルにおけるアルファベットを用いた精度の表し方

記号	コイルの許容値〔%〕
F	±1
G	±2
J	±5
K	±10
M	±20

【10】 図 3.32 (a) の直列の場合，コイル L_1，L_2 の両端にかかる電圧差を各々 v_1，v_2 とすると，流れる電流はともに同じ電流 i が流れる．一方，合成コイル L の両端にかかる電圧差は $v_1 + v_2$，流れる電流は同じ電流 i になる．したがって，各コンデンサの電圧と電流の関係は次式のように与えられる．

$$\text{コイル } L_1 \text{ について：} v_1 = L_1 \frac{di}{dt}$$

$$\text{コイル } L_2 \text{ について：} v_2 = L_2 \frac{di}{dt}$$

$$\text{合成コイル } L \text{ について：} v_1 + v_2 = L \frac{di}{dt}$$

以上の 3 つの式から v_1，v_2，i を消去して，$L = L_1 + L_2$ を得る．

同様に，図 (b) の並列の場合，次式が成立する．

$$\text{コイル } L_1 \text{ について：} v = L_1 \frac{di_1}{dt}$$

$$\text{コイル } L_2 \text{ について：} v = L_2 \frac{di_2}{dt}$$

$$\text{合成コイル } L \text{ について：} v = L \frac{d}{dt}(i_1 + i_2)$$

以上の 3 つの式から i_1，i_2，v を消去して，$1/L = 1/L_1 + 1/L_2$ を得る．

4 章

【1】 OP アンプの出力電圧 v_{out} に関して，OP アンプの電源の範囲内しか変化できないことを利用して

章末問題解答　211

$$-V_{cc} < v_{out} = i_f R_L < +V_{cc}$$

より

$$-V_{cc}/R_L < i_f < +V_{cc}/R_L$$

が調節可能な電流の範囲となる。

【2】図 4.22 (a) の回路複素インピーダンスを使って解く。

$$\frac{V_{in}}{R_s + 1/j\omega C_s} = \frac{-V_{out}}{R_f}$$

より

$$G(\omega) = \frac{V_{out}}{V_{in}} = -\frac{R_f}{R_s + 1/j\omega C_s} = -\frac{j\omega C_s R_f}{1 + j\omega C_s R_s}$$

この回路はハイパスフィルタとして動作する。

図 (b) の回路を積分器の解法に従って解く。コンデンサ C_s を流れる電流が抵抗 R_f を流れる電流に等しいことより

$$C_s \frac{d}{dt} v_{in} = \frac{-v_{out}}{R_f}$$

であるので

$$v_{out} = -C_s R_f \frac{d}{dt} v_{in}$$

となり，この回路が入力電圧の微分回路であることがわかる。

【3】複素インピーダンスを使って解く。

$$\frac{V_{in}}{j\omega L_s} = \frac{-V_{out}}{R_f}$$

より

$$G(\omega) = \frac{V_{out}}{V_{in}} = -\frac{R_f}{j\omega L_s}$$

この回路は積分器として機能する。

【4】複素インピーダンスを使って解く。

$$\frac{V_{in}}{R_f} = \frac{V_{out} - V_{in}}{1/j\omega C_f}$$

より

$$G(\omega) = \frac{V_{out}}{V_{in}} = -\frac{1+j\omega C_f R_f}{j\omega C_f R_f}$$

この回路はローパスフィルタとして機能する。

【5】複素インピーダンスを使って解く。

$$V_{out} = V_{in} \frac{R_s}{R_s + 1/j\omega C_s}$$

より

$$G(\omega) = \frac{V_{out}}{V_{in}} = \frac{R_s}{R_s + 1/j\omega C_s} = \frac{j\omega C_s R_s}{1+j\omega C_s R_s}$$

この回路はハイパスフィルタとして動作する。

【6】複素インピーダンスを使って解く。

$$\begin{cases} Z_1 = R_1 \\ Z_2 = \dfrac{1}{j\omega C_1} \\ Z_3 = R_2 \\ Z_4 = \dfrac{1}{j\omega C_2} \\ Z_5 = R_3 \end{cases}$$

を式 (4.27) に代入，整理して

$$\frac{V_{out}}{V_{in}} = -\frac{j\omega C_2 R_2 R_3}{(R_1 + R_2 - \omega^2 C_1 C_2 R_1 R_2 R_3) + j\omega(C_1 + C_2)R_1 R_2}$$

を得る。ここで

$$\begin{cases} R_1 R_2/(R_1+R_2) = R \\ R_3 = 2R \\ C_1 = C_2 = C \end{cases}$$

とすると

$$\frac{V_{out}}{V_{in}} = -\frac{R_3}{R_1}\frac{j\omega CR}{(1-\omega^2 C^2 RR_3) + 2j\omega CR}$$

$$= -\frac{R_3}{2R_1}\frac{2j\omega CR}{\left\{1+j\omega CR\left(1+\sqrt{1-R_3/R}\right)\right\}\left\{1+j\omega CR\left(1-\sqrt{1-R_3/R}\right)\right\}}$$

$$= -h\frac{j\omega T_3}{(1+j\omega T_1)(1+j\omega T_2)}$$

を得る。ただし，$T_1, T_2 = CR\left(1 \pm \sqrt{1 - R_3/R}\right), T_3 = 2CR$ であり，$T_2 < T_1$ の関係がある。また，$h = R_3/2R_1$ とした。したがって

$$20 \log_{10} \left|\frac{V_{out}}{V_{in}}\right| = 20 \log_{10} h \frac{\omega T_3}{\sqrt{1 + \omega^2 T_1^2}\sqrt{1 + \omega^2 T_2^2}}$$

であるので，$\omega < 1/T_1$ のとき

$$20 \log_{10} \left|\frac{V_{out}}{V_{in}}\right| \cong 20 \log_{10} h \frac{\omega T_3}{1} = 20 \log_{10} hT_3 + 20 \log_{10} \omega$$

$1/T_1 < \omega < 1/T_2$ のとき

$$20 \log_{10} \left|\frac{V_{out}}{V_{in}}\right| \cong 20 \log_{10} h \frac{\omega T_3}{\omega T_1} = 20 \log_{10} \frac{hT_3}{T_1}$$

$\omega > 1/T_2$ のとき

$$20 \log_{10} \left|\frac{V_{out}}{V_{in}}\right| \cong 20 \log_{10} h \frac{\omega T_3}{\omega T_1 \omega T_2} = 20 \log_{10} \frac{hT_3}{T_1 T_2} - 20 \log_{10} \omega$$

となり，周波数特性は 1 次のバンドパスフィルタとなることがわかる。なお，この図の周波数特性の 2 つの遮断周波数 $1/T_1$, $1/T_2$ の相乗平均，すなわち log スケール軸の中心の周波数を中心周波数 ω_0 と呼び

$$\omega_0 = \frac{1}{T_0} = \frac{1}{\sqrt{T_1 T_2}}$$
$$= \frac{1}{\sqrt{C^2 R^2 \left(1 + \sqrt{1 - R_3/R}\right)\left(1 - \sqrt{1 - R_3/R}\right)}}$$
$$= \frac{1}{C\sqrt{RR_3}}$$

で与えられる。

【7】 一見，バーチャルショートによって，いつでも $v_{out} = v_{in}$ となりそうであるが，そうなるのはダイオード D が on の状態だけである。v_{out} が抵抗 R を介して接地しているので，ダイオードが on となるのは $v_{in} > 0$ である。この状態では OP アンプの出力は大きく正に振れ，グラウンドに向かってダイオード D, 抵抗 R を通って電流が流れる。一方，ダイオードが on になるとネガティブフィードバックが有効になり，バーチャルショートが成立し，$v_{out} = v_{in}$ となる。この際，OP アンプの出力はダイオードの順方向電位 0.7 V を吸収する。一方，$v_{in} < 0$ では，ダイオードは off となり，v_{out} は抵抗 R を介して，グラウンドの電圧 0 V が現れる。

5章

【1】 V_{noise} は商用電源電圧 $V_{商用}$ をコンデンサ C_2 とコンデンサ C_1 で分圧したものであり

$$V_{noise} = \frac{C_2/C_1}{1 + C_2/C_1} V_{商用}$$

である。ところで，一般にコンデンサの容量 C は

$$C = \varepsilon \frac{S}{d} \quad (\varepsilon: 誘電率, S: 面積, d: 距離)$$

で与えられるので，シールドシートを被検者の直下に設置すると，コンデンサの容量 C_1 は，その距離 d が小さくなるほど $C_1 \to \infty$ となり

$$V_{noise} = \frac{C_2/C_1}{1 + C_2/C_1} V_{commea;oseo;} \to 0$$

となる。

【2】 図 5.21 (b) の回路において，OP アンプ内部の抵抗とコンデンサでつくる入力インピーダンスを Z_{in} と

$$Z_{in} = \frac{R_{in}}{1 + j\omega C_{in} R_{in}}$$

となる。回路を流れる電流 I とすると，キルヒホッフの電圧則より

$$V_{heart} - I \cdot 1/j\omega C_E - I \cdot 1/j\omega C_G - I \cdot Z_{in} = 0$$

となるので，電流 I は

$$I = \frac{V_{heart}}{1/j\omega C_E + 1/j\omega C_G + Z_{in}}$$

となる。したがって，V_{in} は

$$V_{in} = I \cdot Z_{in} = \frac{Z_{in}}{1/j\omega C_E + 1/j\omega C_G + Z_{in}} V_{heart}$$

$$= \frac{1}{\dfrac{1 + j\omega C_{in} R_{in}}{j\omega C_E R_{in}} + \dfrac{1 + j\omega C_{in} R_{in}}{j\omega C_G R_{in}} + 1} V_{heart}$$

$$= \frac{1}{\dfrac{1}{j\omega C_E R_{in}} + \dfrac{C_{in}}{C_E} + \dfrac{1}{j\omega C_G R_{in}} + \dfrac{C_{in}}{C_G} + 1} V_{heart}$$

となり，式 (5.11) が成立する。

【3】 体脂肪測定方法には下記のようなものがある。
  a) 水中体重測定法：水中で体重を量り，大気中での体重の差から身体密度を測る方法。体脂肪測定の基準である。
  b) 空気置換法：水中体重測定法と原理は同じで，密閉された装置内の空気の圧力変化を測定して身体密度を計測する方法。
  c) 二重X線吸収法：DEXA（Dual energy X-ray absorptiometry）の名称で一般に知られた方法。2種の波長のX線を照射し，その透過率の差から，骨密度，筋量，体脂肪量などの身体組成を計測する。
  d) CT/MRI/超音波法：X線CT，MRI，超音波像による体の断面断層像から体脂肪率を計算する方法。
  以上の方法以外にも，近赤外分光法，6フッ化硫黄希釈法などがある。

【4】 解図5.1に光電容積脈波計測回路の設計例を示す。解図(a)が赤外線発光回路であり，解図(b)が受光回路である。解図(a)の発光回路において，赤外線の強さは赤外発光ダイオードを流れる電流に依存するため，抵抗R_dの大きさを変えることで電流が調整できる。また，発光ダイオードはパルス状に発光させるほど，流せる最大電流が大きくなることから，この回路ではトランジスタのベース電圧をパソコンのパラレルI/Oでコントロールすることとしている。

一方，受光回路については，フォトトランジスタに赤外線が入光することによって流れる電流をOPアンプのフィードバック抵抗R_fで集めることとしている。

ここに，赤外線によってフォトトランジスタに発生する電流をi_{IR}とすると，OPアンプの入力インピーダンスが∞である。またOPアンプのバーチャルショートの性質を利用すると，下式が成立することとなり

$$\frac{V_{out} - 0}{R_f} = i_{IR}$$

赤外線の大きさに比例した電圧$V_{out} = i_{IR} R_f$を得ることができる。なお，OPアンプは電流–電圧変換器として機能していることに注意が必要である。

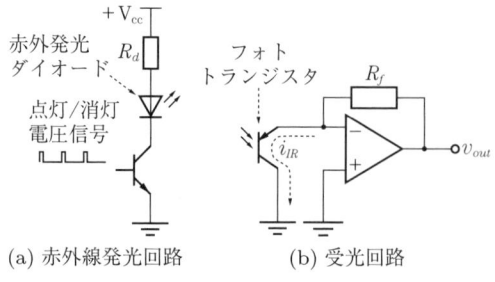

解図 5.1　光電容積脈波計測回路の設計例

(a) 赤外線発光回路　　(b) 受光回路

【5】解図 5.2 に示すように，動脈血中の酸素飽和度（SPO2）が変化すると，赤外光，近赤外光のそれぞれで計測した脈波の振幅が異なる。この振幅の比から酸素飽和度を知ることができる。なお，赤外光，近赤外光は静脈，血管以外の組織にも吸収されるが，解図に示すような吸収光の変動をもたらすのは動脈血だけであり，脈波の振幅比に影響を与えるのは動脈血中の酸素飽和度としてよい。

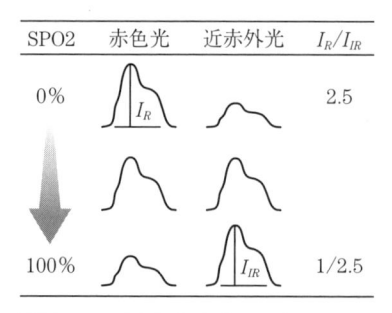

SPO2	赤色光	近赤外光	I_R/I_{IR}
0%	I_R		2.5
100%		I_{IR}	1/2.5

解図 5.2　酸素飽和度（SPO2）の違いに対する，赤外光，近赤外光による計測脈波の振幅の違い

【6】フォトダイオード同様，アバランシェフォトダイオードも半導体の光起電力効果を利用している。アバランシェフォトダイオードの場合，アバランシェ効果（雪崩効果）を起こす領域を追加している。光が半導体に入射すると，電子のホールが発生するが，アバランシェフォトダイオードの場合，外部から加えられた電圧によって，電子が加速され，他の半導体原子に衝突して，電子を倍増させる。そのため，弱い光の検出に用いられる。

章末問題解答　217

【7】 例えば，著者がよく利用する近赤外発光ダイオードの場合，直流順電流，すなわち点灯のため LED に流す順方向の電流の最大定格は 100 mA であるが，パルス状に電流を流す場合の最大定格は，パルス幅 ≦ 100 μs，繰り返し周波数 100 Hz の場合，1 A まで順電流を流すことが可能である。したがって，LED の輝度を上げるためにはパルス状に点灯させれば 10 倍以上の輝度を出すことが可能であることになる。

【8】 加速度データから身体活動量を推定する方法には，本書に記した"一定時間ごとに加速度データを加算する"方法以外に，"一定時間ごとの振幅の平均値"，"一定時間ごとの標準偏差"を求める方法が歩数計に内蔵されている。いずれの場合も，身体活動量が大きくなると大きな加速度が生じることを利用している。なお，階段を上る際には加速度が小さくなり，下る際に大きくなる。階段昇降，坂道歩行の場合には上記のいずれの方法も異なる結果が出ることに注意する必要がある。

6 章

【1】 1) 200 Hz が答えである。周期 $T = 10$ ms なので元信号に含まれる最大周波数は 100 Hz である。したがってサンプリング定理より，少なくともその 2 倍の 200 Hz でサンプリングしなければならない。（ただし，一般的にはやや余裕を持って 5～10 倍すなわち 1 k～2 kHz でサンプリングすることが望ましい）
2) 120 Hz もしくは 100 Hz が答えである。商用電源の影響下で計測する場合は，(1) 金属などのケースを用いて商用電源の影響を減らすこと（静電遮蔽），(2) ノッチフィルタを使用すること，(3) 計測回路と PC とのグラウンドを切り離すことなどの工夫が必要である。これらの処置を施したうえでも商用電源の影響は完全には排除できない。したがって，元信号が 20 Hz であっても，商用電源の影響でエイリアシングが発生しないように商用電源の周波数（60 もしくは 50 Hz）の少なくとも 2 倍の 120 Hz もしくは 100 Hz でサンプリングしなければならない。

【2】 答えは 12 ビット以上である。8 ビットは 2^8=256 階調，10 ビットは 2^{10}=1 024 階調，12 ビットは 2^{12}=4 096 階調そして 16 ビットは 2^{16}=65 536 階調に入力電圧を量子化することができる。入力電圧は ±5 V なので，最小値～最大値は 10 V である。したがって，分解能は 8 ビットとなる。求められる分解能は 0.005 V なのでこれよりも分解能が高い A/D 変換器は 12 ビットである。

量子化ビット数	分解能（入力レンジ 10〔V〕）
8 ビット	0.039 V
10 ビット	0.009 8 V
12 ビット	0.002 4 V
16 ビット	0.000 15 V

【3】 式 (6.1) より

$$V_{inAD} = \frac{R_1}{R_1 + R_2}V_{cc} - \frac{R_2}{R_1 + R_2}V_{out}$$

であるので，一般に

$$V_{out} = V_{cc} \text{ のとき}, \quad V_{inAD} = \frac{R_1 - R_2}{R_1 + R_2}V_{cc}$$

$$V_{out} = 0 \text{ のとき}, \quad V_{inAD} = \frac{R_1}{R_1 + R_2}V_{cc}$$

$$V_{out} = -V_{cc} \text{ のとき}, \quad V_{inAD} = V_{cc}$$

となり，必ずアナログ回路の出力電圧 V_{out} が $-V_{cc}$ の場合，A/D 変換器の入力電圧 V_{inAD} は V_{cc} に変換される。したがって，2 つの抵抗 R_1, R_2 をどのように調節しても，アナログ回路の出力電圧の下限は A/D 変換器の電源電圧 V_{cc} に変換される。

7 章

【1】 脳波は徐波化しており，エポックの開始付近には，2 Hz 以下，75 µV 以上の δ 波が認められる。また，全体的に高振幅となっていることが確認できる。眼電図への脳波混入も確認することができる。このことより，睡眠深度は 3 または 4 と推測される。δ 波の出現がエポックに占める割合の 50%以上となっているため，睡眠深度は 4 であると考えられる。

【2】 主に脳波，補助的に眼球運動（SEMs）や頤筋筋電図から総合的に判断する。脳波からは睡眠紡錘波の混入，K 複合波の混入から判断する。なお，眼球運動は消失し，頤筋筋電図においては，活動が認められる。

【3】 1) 4/6 と 4/10 が答えである。まず，平均と標準偏差を求める。平均=6.071，標準偏差=2.313 である。このデータが正規分布しているとして考えると平均値を中心として，±2 の間に 95.45%，±3 の間に 99.73%が分布している。今回のケースでは 1.44〜10.7 までが 95.45%，0〜13.0 が 99.73%となるが，実際には 1〜12 の間に分布するので，このケースでは ±2 すなわち 95.45%に収まらないデータに異常がある可能性があると推測する。この日付は，4/6 の 1

回と 4/10 の 12 回であるので異常が示唆されたのは 4/6 と 4/10 であるとできる．

2) この問いには正解はないが，可能性を持つケースを挙げる．

4/6 の状況：平均 6 回に対し 1 回と非常に少ない．この場合考えられるのは，発熱や四肢および関節の痛みやめまいなどにより，トイレで排泄できない可能性である．しかしながら，今回は被験者が健康障害を訴えていない．この場合考えられるのは被験者が在宅でない，すなわち外出していたケースである．

4/10 の状況：平均 6 回に対し 12 回と非常に多い．継続的に多いのであれば循環器，泌尿器の疾患が考えられるがこの日一日だけである．排泄だけでないとすれば，食あたりなどによる嘔吐が考えられるが被験者が健康障害を訴えていない．この場合考えられるのは来客である．また，独居の場合では問題ではないが，複数で居住する場合は焦電センサなどでは家族を分離することは困難である．

3) 外出時や来客時など，独居で在宅という状況が崩れる可能性は日常生活では頻繁に発生する．これまでの研究でも住宅に設置するタイプのセンサではこの状況を回避できないという事例が報告されている．(2) 同様正解はないがこれまでに提案されている手法をいくつか挙げる．

個人識別の方法：

a) RF-ID や Body Sensor Network を用いた小型の ID 装置を携帯することで，個人を特定し，対象者の分離や対象者以外を除外する．ただし ID の携帯が必要．

b) 足型や体重などで対象者を識別する．これらはそれほど頻繁に変化するものではないのである種の ID として有用であるが，同じ様な体重の人物が同居していた場合分離は困難である．

外出時の対処：GPS や加速度センサ，ジャイロセンサといった装置を Body Sensor Network で接続し対象者がどこにいるかをつねに追跡するシステムが提案されている．最近では携帯電話などを利用することで同様のシステムを実現することも可能である．ただし，これもシステムをつねに携帯しなければならないこと，電源の消費電力量の問題などは残る．

【4】 小型軽量で消費電力が比較的低いセンサであれば，さまざまなセンサが考えられる．よく使われる主なセンサを以下に列記する．

センサ名称	得られるデータ
生体用アンプ	心電図，筋電図，脳波，眼電位，胃電図など
振動計	筋音図
サーミスタ	皮膚温，深部体温，呼吸など
ストレインゲージ式呼吸計	呼吸数
電気的インピーダンス計	発汗
マイク	音声，心音図など
ジャイロセンサ	角速度
GPS受信器	緯度・経度，高度，速度
地磁気センサ	方位
高度計	高度

【5】 走行速度，走行距離，走行時間，走行経路はGPS受信器から，心拍数は光電容量脈拍センサから，歩調，エネルギー消費計測は加速度センサから得たデータをもとに算出されている。

索引

【あ】

アーク放電	15
アース	9
アーチファクト	154
アイソレーションアンプ	116
アセンブラ言語	147
圧受容器	91
圧電型加速度センサ	133
圧電セラミック	136
アドホックネットワーク	164
アドミタンス	55
アナログ乗算器	105, 126
安静時狭心症	90
安全限界	11
アンチエイリアシング	155

【い】

閾値電流	14
位相シフタ	106
胃電図	101, 102, 103
イベント心電図	91
インダクタンス	45, 55
インピーダンス	16, 52, 55, 66, 68, 106, 110
インピーダンス変換	66, 67
インピーダンス・マッチング	29, 31

【う】

運動指令	12
運動負荷心電図検査	90

【え】

エイリアシング	150, 155
腋窩温	129
エネルギー消費	141, 187, 188, 189
エネルギー不滅の法則	24
エポック	170
エリアシング	150
演算増幅器	59

【お】

オーディオ入力端子	158
オシロメトリック法	119, 121
オフセット	59, 157, 190
オフセット電圧	75

【か】

回転型可変抵抗器	137
外部雑音	113
顎筋電図	116
覚醒	99
覚醒レベル	171
角膜反射法	101
加算回路	65, 66
加速度	175, 185
加速度センサ	96, 133, 157, 165, 185, 187, 190
形別分類	18
カットオフ周波数	75
カフ	119
眼球運動	170
眼振	101
慣性センサ	133
間接法	119
眼電位	100, 101
関電極	89, 111

【き】

機械語	147
機械式歩数計	134
記号演算法	51
基準筋電図	183, 184
基準電位	9, 22
機能的電気刺激	44
キャパシタンス	40, 55
キャビテーション	11
キャリブレーション	156
共通インピーダンス	17, 118
鋸状波	171
銀/塩化銀	109
筋音図	96
筋活動量	181, 182, 183, 184, 185
筋電計	185
筋電図	94, 95, 164, 170

【く】

グラウンド	9, 17, 118, 148
グラウンド線	14, 16, 118
クラス別分類	18
クラス0機器	19
クラス0I機器	19
クラスI機器	19
クラスII機器	19
クラスIII機器	19
クリップゲージ	38, 139

【け】

計装アンプ	74
携帯型酸素消費モニタ装置	141
頸動脈洞	91
血圧計測	119, 121
血中酸素濃度	118, 123
血流計測	126
検体検査	5

【こ】

高血圧	119
国際脳波学会連合標準電極配置法	98
高脂血症	119
高周波電磁波	11
較正	156
合成コイル	47
合成コンデンサ	41
合成抵抗	26
光電脈波	124
光電容積脈波	123, 124
光電容量脈拍センサ	187
交番磁束	46
交流雑音電流	115
呼吸計測	127
呼吸性不整脈	92
呼吸測定バンド	128
呼吸ピックアップ	128
呼吸流量計	127
鼓膜温	129
鼓膜式体温計	131
コロトコフ	119
コンダクタンス	55
コンデンサ結合型電極	109

【さ】

差圧型呼吸流量計	127
サーミスタ	128, 129, 130
サーモパイル	130
最高血圧	119
最小感知電流	13
最小二乗法	157
最低血圧	119
サウンドレコーダ	159
サセプタンス	55
雑音	3, 20, 71, 74, 112, 154
雑音除去	3
差動信号	72
差動増幅	156
差動増幅器	69, 70, 72, 73, 87, 98, 102
差動入力	72
左右脚	87
酸素飽和度	125
サンプリング	149
サンプリング周期	150
サンプリング周波数	150, 155
サンプリング定理	151, 155

【し】

ジーメンス	24
シールドシート	114, 115
シールドトランス	116
シールドルーム	114, 115, 117
磁界	11
紫外線	12
磁気センサ	140
シグナルグラウンド	17, 18
シグナルコンディショナ	3, 37, 67
自乗平均平方	96
姿勢センサ	134, 135
指尖脈波	124
磁束	46
時定数	43
自動体外式除細動器	21
ジャイロセンサ	133, 136
遮断周波数	75, 78, 155
ジュール熱	15
手掌発汗	104
手掌発汗計測	104
出力インピーダンス	30, 67
シュミットトリガ回路	155
瞬時心拍数	92
順方向電圧	81
昇圧回路	45, 46
乗算器	106
焦電型赤外線センサ	131
焦電型センサ	178
焦電効果	131
消費エネルギー	133
消費カロリー	132
商用交流雑音	156
食道温	129
ショット雑音	113
徐波睡眠	173, 174
ジョンソン雑音	113
シリアルインタフェース	159
シリアル通信	164
心室筋	87
心室細動	13, 14
身体活動量	132, 185, 186
心弾図	93
心電図	2, 71, 86, 87, 89, 111, 117, 121
振動ジャイロ	136
振動ジャイロセンサ	136
振動トランスデューサ	96
心拍間隔	90, 91
心拍数	90, 164, 187
心拍ゆらぎ	91, 92
心拍リズム	87
深部温度	129
深部温度センサ	130

【す】

水銀スイッチ	134
吸い込み型定電流回路	69
スイッチング電源	116
睡眠	99
睡眠効率	173, 174
睡眠深度	99, 169, 171, 175
睡眠深度の判定基準	170
睡眠段階	173, 176
睡眠紡錘波	169
ステップ応答	75

索　　引　　223

【せ】

生活習慣病	144
精神的ストレス	104
生体インピーダンス法	
	104
生体センサシート	128
生体の窓	125
静電誘導雑音	114
静電容量	39, 40
静電容量型加速度センサ	134
静電容量結合型電極	
	107, 109, 111, 112
静電容量変位計	139
整流回路	63, 81
整流化平均値	95
ゼーベック効果	130
赤外線	12
赤外発光ダイオード	123
積分回路	155
積分器	80
積分筋電図	81
舌下温	129
絶対値回路	82, 83, 84
接　地	9, 16, 17
接地線	19
接地センタ	17, 20
接地用端子	19
セラミックコンデンサ	39
前置増幅器	69
全波整流回路	83, 84

【そ】

双極誘導	90
相対速度	191
相対変位	191
足底圧分布センサ	141
足底スイッチ	135, 154

【た】

ターミナルソフトウェア	160
ダイオード	22, 81
体脂肪計	104
体重心	185
体重心移動軌跡	190
体重心加速度	185
大動脈弓	91
体表面温度	129
第Ⅰ誘導	89
第Ⅱ誘導	89
第Ⅲ誘導	89
多重帰還型ハイパス	
フィルタ	75
多重帰還型ハイパス	
フィルタ回路	79
多重帰還型バンドパス	
フィルタ	75
多重帰還型フィルタ	75
多重帰還型ローパス	
フィルタ	75
多点アース	118
単極誘導	89, 98, 111

【ち】

チェビシェフ	75, 77
チップコンデンサ	40
チップ抵抗	23, 40
チャタリング	154, 155
チャタリング防止回路	155
超音波	11
超音波ドップラ血流計測	126
超音波メス	11
聴診法	119, 121
超低圧電源	19
直腸温	129

【つ】

追加の保護手段	19
追加保護接地線	20

【て】

低周波電流	11
定電流回路	68
テープスイッチ	135
電圧/電流変換器	106
電圧レベル変換回路	70
電解コンデンサ	39
電気刺激回路	68
電気ショック	
	9, 12, 13, 14, 116, 117
電気メス	15, 16
電　極	3, 5, 6, 15, 69, 89,
	107, 122
電極インピーダンス	108
電撃事故	9
電源ノイズ	148, 149
電源ライン	116
電磁誘導	46
電磁誘導性雑音	115
電力量	29

【と】

ドアスイッチ	178
洞結節	87
透磁率	46
動　線	179
同相除去比	72
同相信号	71
同相入力	72
同相弁別比	72
頭頂部鋭波	169, 171
等電位化	20
導電インク	128
導電率	24
糖尿病	119
動脈圧	119
動脈硬化	124
ドップラ効果	126
ドップラシフト	126
ドライ電極	108, 109, 112
トランジスタ	22, 59, 69
トランスデューサ	4
トロイダルコア	47

【な】

内部雑音	113

【に】

ニーモニック	147

索引

【に】
入力インピーダンス　30, 67, 87
入力キャパシタンス　110
入力抵抗　30, 110

【ね】
ネガティブフィードバック　63, 64
熱起電流　131
熱雑音　113
熱線型呼吸流量計　128
熱電対　129, 130

【の】
脳卒中　119
脳波　86, 97, 99, 170
ノッチフィルタ　55, 156

【は】
バーチャルショート　62
パーマロイ　115
ハイパスフィルタ　75, 78, 80
白色雑音　113
白内障　12
バタワース型のハイパスフィルタ　79
バタワース　75, 77
波動媒体　5
ハム　156
ハムフィルタ　156
針筋電図　94
針電極　94, 107
パルスオキシメータ　124, 125
反転増幅器　61, 68
半導体　22
バンドパスフィルタ　78, 80, 102

【ひ】
ピエゾ抵抗型加速度センサ　133
光位置センサ　139
非常電源　20
ヒス束　87
ひずみゲージ　36, 37, 139
ひずみゲージ式加速度センサ　133
非接地配線方式　20
左足接地方式　71
人感知センサ　131
非反転増幅器　65, 102
皮膚抵抗変化　107
皮膚電位活動　107
皮膚電位反射　107
皮膚電気反応　107
皮膚トンネル　44, 46
皮膚表面電極　107, 108, 109, 112
標本化　149, 150
表面筋電図　94
表面電極　94

【ふ】
フィードバック抵抗　68
フーリエ変換　151
フォースプレート　141, 185
フォトカップラ　149
フォトダイオード　149
フォトトランジスタ　124, 149
不関電極　89, 111
複素インピーダンス　48, 51
輻輳　100
符号化　149
不整脈　90
プリアンプ　69
ブリッジ回路　36, 67, 105, 129
プルキンエ線維　87
フレームグラウンド　17, 18
フレキシブル角度センサ　138
分解能　157

【へ】
ペッセル　75, 77
ペルチェ効果　131
変圧器　46

【ほ】
ポアゼイユの流れ　128
房室結節　87
紡錘波　171
ホール効果　140
歩行計測　132
保護手段　18
ポジティブフィードバック　64
歩数計　132
ボタン電池　165, 166
歩　調　187
ポテンショメータ　137
ポリグラフ　87
ポリソムノグラフィ　168
ホルター心電計　1, 8
ボルテージフォロワ　66

【ま】
マイラコンデンサ　39
マクロショック　10
瞬　き　100

【み】
右足接地方式　89
ミクロショック　10, 13
脈波センサ　122
脈波伝搬速度　122

【む】
無線モジュール　164

【め】
メンタルストレス　104

【も】
網膜損傷　12
モーションディテクタ　178
漏れ電流　18, 114

【ゆ】
誘電体　39
誘導性雑音　115

誘導性リアクタンス	45, 55	
床反力	141	
床反力計	141	

【よ】

容積補償法	120, 121	
容積脈波	118, 123, 124	
容量性リアクタンス	40, 55	

【ら】

ラプラス演算子	51	
ラプラス変換	51	
ランニングスペクトル	103	

【り】

リアクタンス	55, 106, 107	
離散化	151	
理想 OP アンプ	60, 61, 62	
理想ダイオード	82	
離脱限界電流	13	
リチウムイオン電池	166	
瘤波	169	
量子化	149, 151	
量子化誤差	152	

【れ】

レーザドップラ血流計	127	
レーザドップラ血流計測	126	
レジスタンス	55, 106	
レベル変換	152	
レベル変換回路	153	

【ろ】

漏洩交流雑音	114, 117	
ローパスフィルタ	53, 75, 77, 78, 105, 106, 126, 155, 156	

【わ】

ワイヤー電極	107	
ワイヤ電極	94	
ワイヤ変位センサ	140	

【A】

AC	30
A/D 変換	3, 148, 149
A/D 変換器	70, 146, 152, 155, 158, 159
A/D 変換ボード	158
AED	21
Ag/AgCl	109
AMG	96
ARV	95, 182, 183, 184

【B】

B 形	18
BASIC	147
BF 形	18
Bluetooth	161, 162, 163, 164
bps	160
BSN	161

【C】

C 言語	147
CF 形	18
CMR 比	72
CMRR	72

【E】

COM ポート	160, 161
ECG	86, 87
EDA	107
EEG	86
EGG	101
EMG	94
EPR	117
EPR システム	20, 21
Express カード	158

【F】

F（ファラッド）	40, 55
FET	69
FG	17
FIR フィルタ	190

【G】

GPS	187, 188
GPS 受信器	185
GSR	107

【H】

H（ヘンリー）	45, 55
HSP	162
HF 成分	92
HID	162
HRV	91

【I】

IC	22, 59, 146, 152

【J】

JIS T 1022	20

【K】

K 複合波	169, 171

【L】

LED	121
LF 成分	92
LSI	22, 145

【M】

Mayer 波	92
MEMS	5, 133, 134
mho（モー）	24
MMG	96
MRI	11

【N】

NASA 誘導	90

【P】

P 波	88
PAN	163
PC	145, 158, 161
PCI ソケット	158
PCMCIA	158
PIO	146
pn 接合電圧	81
PSD	139
PSG	168, 169, 170, 173, 174, 175
PSG 計測	168, 169, 172, 174

【Q】

Q 波	88

【R】

R 波	88, 112, 122
RAM	145
R & K	170
REM 睡眠	170, 171
REMs	171
RMS	96, 182
ROM	145
R-R 間隔	91
RSA	92
RS-232C	159, 164
RS-232C シリアルインタフェース	160
RS-232C シリアルコネクタ	160

【S】

S（ジーメンス）	24, 55
S 波	88
SEMs	171
SG	17
SPO2	118
SPA	107
SPP	162
SSR	107
SWS	174, 175, 176, 177

【T】

T 波	88
Twin-T 回路	55

【U】

U 波	88
UART	164
USB	159

【Z】

ZigBee	162, 163, 164
α 活動	171
α 波	169, 171
δ 波	169, 171
Ω（オーム）	52
θ 波	171
%SWS	173, 174
006P アルカリ電池	166
1 点アース	20, 118
10/20 法	98, 169
12 誘導	89
2P	14
2P コンセント	19
2P プラグ	19
3 大基礎疾患	119
3 点誘導	90
3P コンセント	14, 16, 19, 20
3P プラグ	16

―― 著者略歴 ――

牧川　方昭（まきかわ　まさあき）
1975年　大阪大学基礎工学部生物工学科卒業
1982年　大阪大学大学院基礎工学研究科博士後期課程単位修得退学（物理系生物工学専攻）
1982年　滋賀医科大学助手
1985年　工学博士（大阪大学）
1986年　国立循環器病センター研究員
1990年　大阪大学助教授
1996年　立命館大学教授
2017年　立命館大学特任教授
　　　　立命館大学名誉教授
　　　　学校法人立命館理事補佐
　　　　立命館大学特命教授
　　　　現在に至る

南部　雅幸（なんぶ　まさゆき）
1991年　東京理科大学基礎工学部電子応用工学科卒業
　　　　株式会社島津製作所入社
1995年　同退社
　　　　奈良先端科学技術大学院大学情報科学研究科入学
1999年　奈良先端科学技術大学院大学情報科学研究科博士後期課程修了，博士（工学）
　　　　国立長寿医療センター研究員
2000年　国立長寿医療センター老人支援機器開発部自立支援機器開発室長
2005年　大阪電気通信大学助教授
2008年　大阪電気通信大学教授
2014年　大阪電気通信大学退職
　　　　合同会社ヘルスケアシステム研究所CEO
2015年　大阪大学大学院基礎工学研究科招へい研究員
2016年　京都大学特定教授
　　　　現在に至る

岡田　志麻（おかだ　しま）
2000年　立命館大学理工学部ロボティクス学科卒業
2002年　立命館大学大学院理工学研究科博士課程前期課程修了（情報システム学専攻）
　　　　三洋電機株式会社研究開発本部研究員
2008年　日本学術振興会特別研究員
2009年　大阪大学大学院医学系研究科博士課程後期課程修了（保健学専攻），博士（保健学）
　　　　立命館大学助教
2013年　近畿大学講師
2017年　立命館大学准教授
　　　　現在に至る

吉田　正樹（よしだ　まさき）
1976年　大阪大学工学部電気工学科卒業
1984年　大阪大学大学院工学研究科博士後期課程単位修得退学（電気工学専攻）
1984年　神戸大学医療技術短期大学部講師
1992年　神戸大学医療技術短期大学部助教授
1994年　神戸大学助教授
1995年　博士（工学）（大阪大学）
1998年　大阪電気通信大学教授
　　　　現在に至る

塩澤　成弘（しおざわ　なるひろ）
2000年　立命館大学理工学部ロボティクス学科卒業
2002年　立命館大学大学院理工学研究科博士課程前期課程修了（情報システム学専攻）
2005年　立命館大学大学院理工学研究科博士課程後期課程修了（総合理工学専攻），博士（工学）
　　　　立命館大学総合理工学研究機構ポストドクトラルフェロー
2007年　藍野大学特任講師
2009年　立命館大学准教授
　　　　現在に至る

ヒト心身状態の計測技術
――人に優しい製品開発のための日常計測――

Measurement technologies of mind and body condition in daily life for the development of human friendly products

Ⓒ Makikawa, Yoshida, Nambu, Shiozawa, Okada 2010

2010年10月28日 初版第1刷発行
2018年6月20日 初版第4刷発行

検印省略	著　者	牧　川　方　昭
		吉　田　正　樹
		南　部　雅　幸
		塩　澤　成　弘
		岡　田　志　麻
	発行者	株式会社　コロナ社
		代表者　牛来真也
	印刷所	三美印刷株式会社
	製本所	有限会社　愛千製本所

112-0011 東京都文京区千石 4-46-10
発行所　株式会社　コロナ社
CORONA PUBLISHING CO., LTD.
Tokyo Japan
振替 00140-8-14844・電話 (03)3941-3131(代)
ホームページ　http://www.coronasha.co.jp

ISBN 978-4-339-07226-6　C3047　Printed in Japan　　　　　　（吉原）

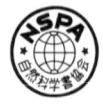

〈JCOPY〉〈出版者著作権管理機構 委託出版物〉
本書の無断複製は著作権法上での例外を除き禁じられています。複製される場合は、そのつど事前に、出版者著作権管理機構（電話 03-5513-6969，FAX 03-5513-6979, e-mail: info@jcopy.or.jp）の許諾を得てください。

本書のコピー，スキャン，デジタル化等の無断複製・転載は著作権法上での例外を除き禁じられています。購入者以外の第三者による本書の電子データ化及び電子書籍化は，いかなる場合も認めていません。
落丁・乱丁はお取替えいたします。

計測・制御テクノロジーシリーズ

(各巻A5判，欠番は品切または未発行です)

■計測自動制御学会 編

	配本順		著者	頁	本体
1.	(9回)	計測技術の基礎	山崎 弘郎／田中 充 共著	254	3600円
2.	(8回)	センシングのための情報と数理	出口 光一郎／本多 敏 共著	172	2400円
3.	(11回)	センサの基本と実用回路	中沢 信明／松井 利一／山田 功 共著	192	2800円
4.	(17回)	計測のための統計	寺本 顕武／椿 広計 共著	288	3900円
5.	(5回)	産業応用計測技術	黒森 健一 他著	216	2900円
6.	(16回)	量子力学的手法によるシステムと制御	伊丹 松井／乾 全 共著	256	3400円
7.	(13回)	フィードバック制御	荒木 光彦／細江 繁幸 共著	200	2800円
9.	(15回)	システム同定	和田 大／田中 松 奥 共著	264	3600円
11.	(4回)	プロセス制御	髙津 春雄 編著	232	3200円
13.	(6回)	ビークル	金井 喜美雄 他著	230	3200円
15.	(7回)	信号処理入門	小畑 秀文／浜田 望／田村 安孝 共著	250	3400円
16.	(12回)	知識基盤社会のための人工知能入門	國藤 進／中田 豊久／羽山 徹彩 共著	238	3000円
17.	(2回)	システム工学	中森 義輝 著	238	3200円
19.	(3回)	システム制御のための数学	田村 捷利／武藤 康彦／笹川 徹史 共著	220	3000円
20.	(10回)	情報数学 —組合せと整数およびアルゴリズム解析の数学—	浅野 孝夫 著	252	3300円
21.	(14回)	生体システム工学の基礎	福岡 豊／内山 孝憲／野村 泰伸 共著	252	3200円

定価は本体価格+税です。
定価は変更されることがありますのでご了承下さい。

図書目録進呈◆

ME教科書シリーズ

(各巻B5判，欠番は品切です)

- ■日本生体医工学会編
- ■編纂委員長　佐藤俊輔
- ■編纂委員　稲田　紘・金井　寛・神谷　瞭・北畠　顕・楠岡英雄　戸川達男・鳥脇純一郎・野瀬善明・半田康延

配本順				頁	本体
A-1	(2回)	生体用センサと計測装置	山越・戸川共著	256	4000円
A-3	(23回)	生体電気計測	山本尚武・中村隆夫共著	158	3000円
B-1	(3回)	心臓力学とエナジェティクス	菅・高木・後藤・砂川編著	216	3500円
B-2	(4回)	呼吸と代謝	小野功一著	134	2300円
B-3	(10回)	冠循環のバイオメカニクス	梶谷文彦編著	222	3600円
B-4	(11回)	身体運動のバイオメカニクス	石田・廣川・宮崎・阿江・林共著	218	3400円
B-5	(12回)	心不全のバイオメカニクス	北畠・堀編著	184	2900円
B-6	(13回)	生体細胞・組織のリモデリングのバイオメカニクス	林・安達・宮崎共著	210	3500円
B-7	(14回)	血液のレオロジーと血流	菅原・前田共著	150	2500円
B-8	(20回)	循環系のバイオメカニクス	神谷　瞭編著	204	3500円
C-3	(18回)	生体リズムとゆらぎ ─モデルが明らかにするもの─	中尾・山本共著	180	3000円
D-1	(6回)	核医学イメージング	楠岡・西村監修　藤林・田口・天野共著	182	2800円
D-2	(8回)	X線イメージング	飯沼・舘野編著	244	3800円
D-3	(9回)	超音波	千原國宏著	174	2700円
D-4	(19回)	画像情報処理（I）─解析・認識編─	鳥脇純一郎編著　長谷川・清水・平野共著	150	2600円
D-5	(22回)	画像情報処理（II）─表示・グラフィックス編─	鳥脇純一郎編著　平野・森共著	160	3000円
E-1	(1回)	バイオマテリアル	中林・石原・岩崎共著	192	2900円
E-3	(15回)	人工臓器（II）─代謝系人工臓器─	酒井清孝編著	200	3200円
F-2	(21回)	臨床工学(CE)とME機器・システムの安全	渡辺　敏編著	240	3900円

以下続刊

A	生体用マイクロセンサ	江刺正喜編著	C-4	脳磁気とME	上野照剛編著
D-6	MRI・MRS	松田・楠岡編著	E-2	人工臓器（I）─呼吸・循環系の人工臓器─	井街・仁田編著
F	地域保険・医療・福祉情報システム	稲田　紘編著	F	医学・医療における情報処理とその技術	田中　博編著
F	病院情報システム	石原　謙著			

定価は本体価格+税です。
定価は変更されることがありますのでご了承下さい。

◆図書目録進呈◆

組織工学ライブラリ
―マイクロロボティクスとバイオの融合―

(各巻B5判)

■編集委員　新井健生・新井史人・大和雅之

本ライブラリは，微小対象物の計測と制御を得意とするマイクロロボティクスの工学者，細胞や組織の培養・分析に携わる生物学者，そして人工組織を再生医療に活用しようとする医学者という三つの異なる分野の研究者らが連携融合し，人工の3次元組織を体外で構築して生体としての機能を発現させようという革新的な取り組み（バイオアセンブラ）に挑んだ成果をまとめたものである。

第1巻では，取り出した単一細胞や細胞群が組織構築に使えるかどうかを短時間で判断するために，その特性を計測して高速により分ける「細胞特性計測と分離」の技術を細胞ソート工学と位置づけて解説している。

第2巻では，さまざまな形状と機能をもちつつ，内部の細胞にも十分な酸素や栄養を行き届かせられるような3次元組織を組立てるためのさまざまな手法やツールを紹介・解説している。

第3巻では，細胞どうしが協調，共存しあって組織としての機能を発現するという細胞社会学の視点から，人工的に作成された組織の培養方法やそのように作成された組織の機能発現について解説している。

シリーズ構成

配本順			頁	本体
1.(3回)	細胞の特性計測・操作と応用	新井史人編著	270	4700円
2.(1回)	3次元細胞システム設計論	新井健生編著	228	3800円
3.(2回)	細胞社会学	大和雅之編著	196	3300円

定価は本体価格+税です。
定価は変更されることがありますのでご了承下さい。

図書目録進呈◆

ロボティクスシリーズ

(各巻A5判)

- ■編集委員長　有本　卓
- ■幹　　　事　川村貞夫
- ■編集委員　石井　明・手嶋教之・渡部　透

配本順				頁	本体
1.	(5回)	ロボティクス概論	有本　卓編著	176	2300円
2.	(13回)	電気電子回路 ―アナログ・ディジタル回路―	杉田　進／山中克彦／小西　聡 共著	192	2400円
3.	(12回)	メカトロニクス計測の基礎	石井　明／木股雅章／金　　透 共著	160	2200円
4.	(6回)	信号処理論	牧川方昭著	142	1900円
5.	(11回)	応用センサ工学	川村貞夫編著	150	2000円
6.	(4回)	知能科学 ―ロボットの"知"と"巧みさ"―	有本　卓著	200	2500円
7.		メカトロニクス制御	平井慎一／坪内孝司／秋下貞夫 共著		
8.	(14回)	ロボット機構学	永井　清／土橋　宏規 共著	140	1900円
9.		ロボット制御システム	玄　相昊編著		
10.	(15回)	ロボットと解析力学	有本　卓／田原健二 共著	204	2700円
11.	(1回)	オートメーション工学	渡部　透著	184	2300円
12.	(9回)	基礎　福祉工学	手嶋教之／米本清／相良佐貞三／相川訓朗／糟谷誠弘 共著	176	2300円
13.	(3回)	制御用アクチュエータの基礎	川野方誠／野田所弘／早川恭貞／松浦裕 共著	144	1900円
14.	(2回)	ハンドリング工学	平井慎一／若松栄史 共著	184	2400円
15.	(7回)	マシンビジョン	石井　明／斉藤文彦 共著	160	2000円
16.	(10回)	感覚生理工学	飯田健夫著	158	2400円
17.	(8回)	運動のバイオメカニクス ―運動メカニズムのハードウェアとソフトウェア―	牧川方昭／吉田正樹 共著	206	2700円
18.		身体運動とロボティクス	川村貞夫編著		

定価は本体価格+税です。
定価は変更されることがありますのでご了承下さい。

図書目録進呈◆